みんなの呼吸器
Respica
2022年冬季増刊

JN011124

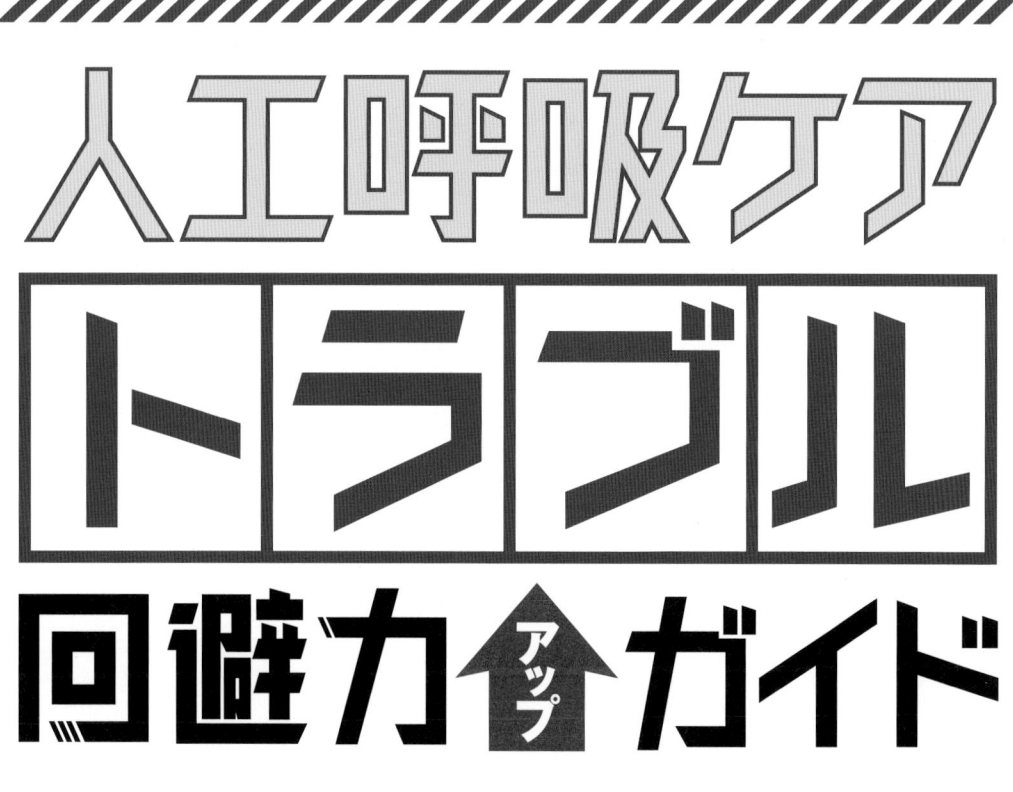

人工呼吸ケア
トラブル
回避力 アップ ガイド

監修

公立陶生病院　　獨協医科大学埼玉医療センター
臨床工学部　　　集中治療科
技師長　　　　　学内教授
春田良雄　**長谷川隆一**

MC メディカ出版

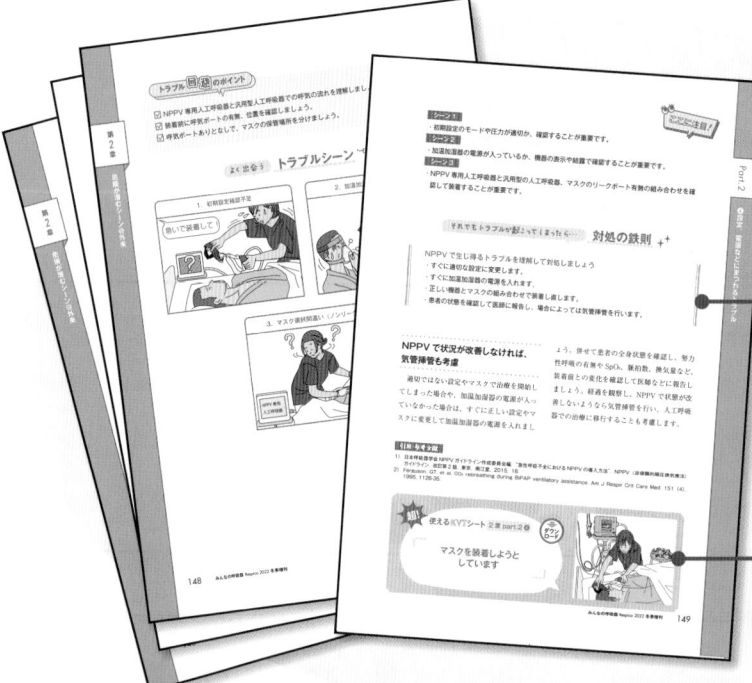

本書の解説

よく出会うトラブルを取り上げ、トラブルの要因や背景を整理。実際にトラブルが起こってしまったシーンと、注目すべきポイントをピックアップ。さらに、「対処の鉄則」まで徹底解説！

本書で学んだトラブルについて、ダウンロードして活用できる KYT シートのイラストを巻末に提示しています。

超！ 使える KYT シート

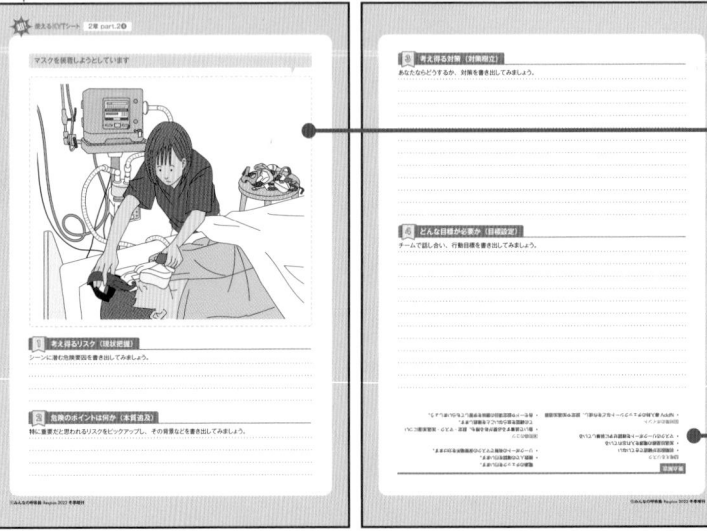

KYT のイラストを見て、「考え得るリスク」「危険のポイントは何か」「考え得る対策」「どんな目標が必要か」をメモ欄に書き出してみましょう。

簡潔にまとめた「要点解説」をチェックしてください。さらに、自分の施設ではどんなふうに目標を立てて対策していくかなど、チームで話し合ってみましょう。

※ KYT シートは、本書には収載されておりません。ダウンロードしてご活用ください。

➡資料ダウンロードの方法は p.7 へ

はじめに

　　呼吸療法には、酸素投与、高流量酸素療法、人工呼吸療法（NPPV を含む）など
さまざまな治療法があります。医療スタッフはそれぞれの治療法の原理、使用方法
やトラブル対応を理解して治療を行っています。しかしながら、トラブル対応がう
まくいかずアクシデントに至った場合には、患者に重大な影響を与えてしまいます。
したがって、多くの施設では呼吸療法サポートチームや医療安全管理者、臨床工学
技士などにより教育が行われていますが、座学や実習、シミュレーショントレーニ
ングで行われるのが一般的です。

　　自身の経験では教育を積極的に行っても、インシデントは減るというより増加す
る傾向にあり、知識を習得するほどその傾向は強いと感じています。インシデント
に至るまでには、発生する要因があります。その要因を取り除けばインシデントに
至らない治療を安全に行えると思います。そこで、作業や職場に潜む危険性や有害
性などのトラブル要因を発見・解決する能力を高める手法である危険予知トレーニ
ング（KYT：危険のK、予知のY、訓練［トレーニング］のT）を、呼吸療法や人
工呼吸療法に当てはめ、潜む危険について学び、その後、具体的なシーンのイラス
トからどこに・どのような危険が潜んでいるか読み取り、危険を予知する能力を育
めるような内容を目指しました。

　　新人教育はもちろん、教育機関での医療安全の教育に使用できるよう、特に重要
なシーンを厳選してダウンロードできる KYT シートを作成しています。本文では、
トラブル回避のポイントはもちろん、対処の鉄則まで解説しているので、読みごた
えもバツグンです。皆様の医療機関で使用していただき、呼吸療法の安全管理のお
役に立てますと幸いです。

　　令和 4 年 10 月

公立陶生病院　臨床工学部　技師長

春田　良雄

人工呼吸ケア トラブル 回避力アップ ガイド contents

監修

公立陶生病院　獨協医科大学埼玉医療センター
臨床工学部　　集中治療科
技師長　　　　学内教授
春田良雄　長谷川隆一

第1章　危険が潜むシーン＠病棟 （ダウンロード）

第2章 危険が潜むシーン@外来 ダウンロード

イラストレーター／ホンマヨウヘイ　デザイナー／Kaji Design Works

資料ダウンロード方法

本書の資料は、WEBページからダウンロードすることができます。以下の手順でアクセスしてください。

■ メディカID（旧メディカパスポート）未登録の場合

メディカ出版コンテンツサービスサイト「ログイン」ページにアクセスし、「初めての方」から会員登録（無料）を行った後、下記の手順にお進みください。

https://database.medica.co.jp/login/

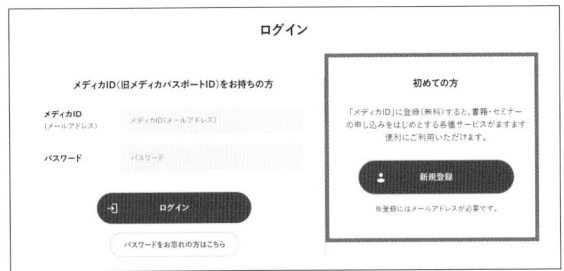

■ メディカID（旧メディカパスポート）ご登録済の場合

① メディカ出版コンテンツサービスサイト「マイページ」にアクセスし、メディカIDでログイン後、下記のロック解除キーを入力し「送信」ボタンを押してください。

https://database.medica.co.jp/mypage/

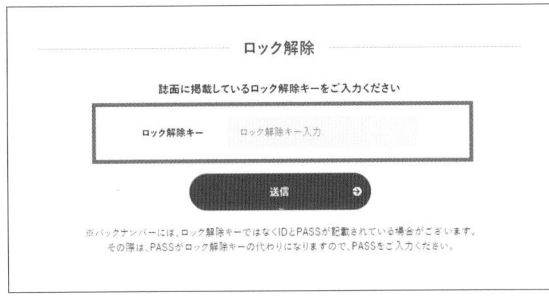

② 送信すると、「ロックが解除されました」と表示が出ます。「ファイル」ボタンを押して、一覧表示へ移動してください。

③ ダウンロードしたい資料のサムネイルを押すと「ダウンロード」ボタンが表示され、資料のダウンロードが可能になります。

ロック解除キー　2Egu3FJNri

＊WEBページのロック解除キーは本書発行日（最新のもの）より2年間有効です。有効期間終了後、本サービスは読者に通知なく休止もしくは終了する場合があります。

＊メディカID・パスワードの、第三者への譲渡、売買、承継、貸与、開示、漏洩にはご注意ください。

＊ロック解除キーの第三者への再配布、商用利用はできません。データは研修ツール（講義資料・配布資料など）としてご利用いただけます。

＊図書館での貸し出しの場合、閲覧に要するメディカID登録は、利用者個人が行ってください（貸し出し者による取得・配布は不可）。

＊雑誌や書籍、その他の媒体および学術論文に転載をご希望の場合は、当社まで別途お問い合わせください。

＊ダウンロードした資料をもとに作成・アレンジされた個々の制作物の正確性・内容につきましては、当社は一切責任を負いません。

KYTでシミュレーション教育を行い、危険予知能力を高める

公立陶生病院 呼吸器・アレルギー疾患内科／救急部集中治療室 部長 **横山俊樹**

人工呼吸管理のトラブルとは何か？

　人工呼吸とは、人工的に呼吸を行う、もしくは補助する機械的補助であり、呼吸不全患者や呼吸不全をきたすリスクのある患者が対象となります。人工呼吸を行うためには人工呼吸器を用いることが一般的であり、この人工呼吸器という機器を詳しく知っておく必要があります。

　人工呼吸器には急性期用〜慢性期用までさまざまな種類があります。特に急性期ではコンピュータにより作動制御されるものが一般的であり、大きなグラフィックモニターを装着するものが多いです。一方、在宅で使用される機器は比較的小さめであり、モニター画面がないものや、あっても小さいものが主です。まずはこの人工呼吸器について学ぶ必要がありますが、問題は機器について詳しくなればよいというものではないという点です。

　人工呼吸器を使用する場合、当然のことながら、使用する重症患者がいます。何かトラブルが起こるということは、使用する患者にもトラブルが起こることになるわけですが、逆に言えば、「何かトラブルが起こっている」ということはそのトラブルが機器のトラブルなのか、患者に起こっているトラブルなのか、鑑別する必要があります。つまり、人工呼吸器をみるということは、「人工呼吸器と人工呼吸器をつけている患者をみる」の双方が必要なのです。もっと言うなら、挿管チューブや人工呼吸回路などこれらをつなぐものすべてを含みます。

　このため、人工呼吸器について学ぶためには、患者ケアから病態生理の把握も含め、多岐にわたった知識が必要ですし、この大量の知識を適切に統合し活用できる応用力が必要となるでしょう。

人工呼吸管理におけるトラブルを学ぶ

　では、そのためにどのように学べばよいのでしょうか？ 基礎知識を増やす、これは基本です。機器の基本知識から操作方法、解剖生理に基づいた病態把握、患者管理など、基礎知識は必須といえます。本稿を読まれている読者の方の多くは医療従事者でしょうから、学生の頃からさまざまな知識を積み重ねてきていると思います。ですが、それだけでは足りません。人工呼吸患者のような重症患者の診療・看護に必要なのは知識だけではなく、その知識をいかに活用するか、という経験が重要です。

　この経験の積み重ねによって得られるのが「ノンテクニカルスキル」です。ノンテクニ

カルスキルにはさまざまなものがあります。リーダーシップやメンバーシップ、コミュニケーション能力もそうですが、状況認識能力や意思決定能力、ストレスマネジメントなども含みます。こういった能力は知識の向上のみでは身につきにくく、数々の経験を重ねることが必要でしょう。しかしながら、経験を重ねるためには時間が必要です。特に実際にトラブルをあえて経験させることはそう簡単ではありません。また、重症患者に不慣れな段階から経験をひたすらに積ませるというやり方は非常に危険です。当然そこに失敗が起こらないと何の保証もできませんし、状況によっては患者にとって取り返しのつかない事態になってしまいます。

シミュレーション教育の重要性

そこで登場するのがシミュレーション教育です。実際に起こった、もしくは起こり得る可能性のあるトラブルを疑似体験することで実際にトラブルを経験しなくても経験値を重ねることが可能です。このような手法は医療業界よりも別の産業界の方がより発達しています。特に航空宇宙業界や原子力産業界ではさまざまな状況設定のもとで、トラブルを事前練習するシミュレーションが行われています。軍隊の模擬訓練などでは紀元前から行われているものもあるでしょう。なかでも最も進んでいるのは航空業界であり、航空会社ごとにシミュレーションシステムが構築されています。絶対に間違いが起きてはいけない領域でのトラブルをいかに適切に処理するか、事前練習なしにはあり得ないですよね。

医療業界におけるシミュレーション教育も、近年では一般化してきました。心停止患者に対するBLS、ICLSなどは標準的な教育といってもよいと思いますし、医学生に対するOSCEも当たり前に行われています。そこで問題になってくるのがより専門的な、狭い領域における教育です。今回取り上げる人工呼吸管理についても、シミュレーション教育をしっかりと行っている施設も現在では多くありますが、それがどこでもできるわけではありません。また、教育を行うスタッフの維持も必ずしも簡単なものではありません。

KYTとは?

もっと簡単にどの現場でもできる方法、として本書で取り上げさせていただいたのが「KYT:危険予知トレーニング」です。KYTとは文字通り、危険を予知するトレーニングです。KYTは、「職場や作業の状況のなかに潜む危険要因とそれが引き起こす現象を、職場や作業の状況を描いたイラストシートを使って、また、現場で実際に作業をさせたり、作業してみせたりしながら、小集団で話し合い、考え合い、わかり合って、危険のポイントや重点実施項目を指差し唱和・指差し呼称で確認して、行動する前に解決する訓練」とされます。このKYTであれば、大規模なシミュレーションセンターは必要としません。課題とすべきテーマのシートが1枚と指導者が1人いればできます。つまり、各部署でちょっとした隙間時間にも教育が可能となるでしょう。

KYTの進め方に決まったものはありませ

ん。基本的にはシートをグループメンバーで一緒に見て、その内容を自由に議論することができればよいでしょう。ただし、やみくもに議論するだけではまとまりがつかない場合があります。そんな場合、**表1**のような手順で進めるのがよいかもしれません。

　KYTの最も良いところは、手軽に「学ぶ機会」の提供ができることにあります。本書では、さまざまな「学ぶ機会」が提供できるようなコンテンツを多数作成いたしました。

本コンテンツを使って部署の教育に生かしてもらうことができると思いますが、一方でさまざまな病院ごとのルールや決まりごとがあるのも事実です。使用する人工呼吸器も同じものではない可能性が高いです。さらには在宅領域では訪問先によって状況は異なり、同じ現場などあり得ないかもしれません。このため、読者の皆さん自身が本書を参考にツールを作ることができれば、より皆さんの現場に即したツールになるでしょう。

表1　KYTの進め方（案）（文献1を参考に作成）

第1ラウンド：現状把握	どんな危険が潜んでいるか

・シートをグループメンバーで見ながら自由に議論する。
・その際にどこに問題があるのか、さまざまに指摘する。
・個々の問題を多数挙げてもらうことが重要。

第2ラウンド：本質追究	これが危険のポイントだ

・挙げてもらった問題点の本質について議論することで、どういう背景がその問題をきたしているのか、話し合うことができる。
・場合によってはシステムや構造的問題が洗い出される可能性もある。

第3ラウンド：対策樹立	あなたならどうする

・問題点の本質に対する改善点を個々に提案する。
・可能・不可能なものを含めてさまざまな対応方法を議論する

第4ラウンド：目標設定	私たちはこうする

・最終的に部署として対処すべき問題点がどこにあるか結論づける。
・実際の部署のマニュアルや手順書との整合性も確認したい。

引用・参考文献

1) 中央労働災害防止協会. ゼロ災運動・KY（危険予知）. https://www.jisha.or.jp/zerosai/kyt/file04.html（2022. 10. 17）

第1章 危険が潜むシーン@病棟

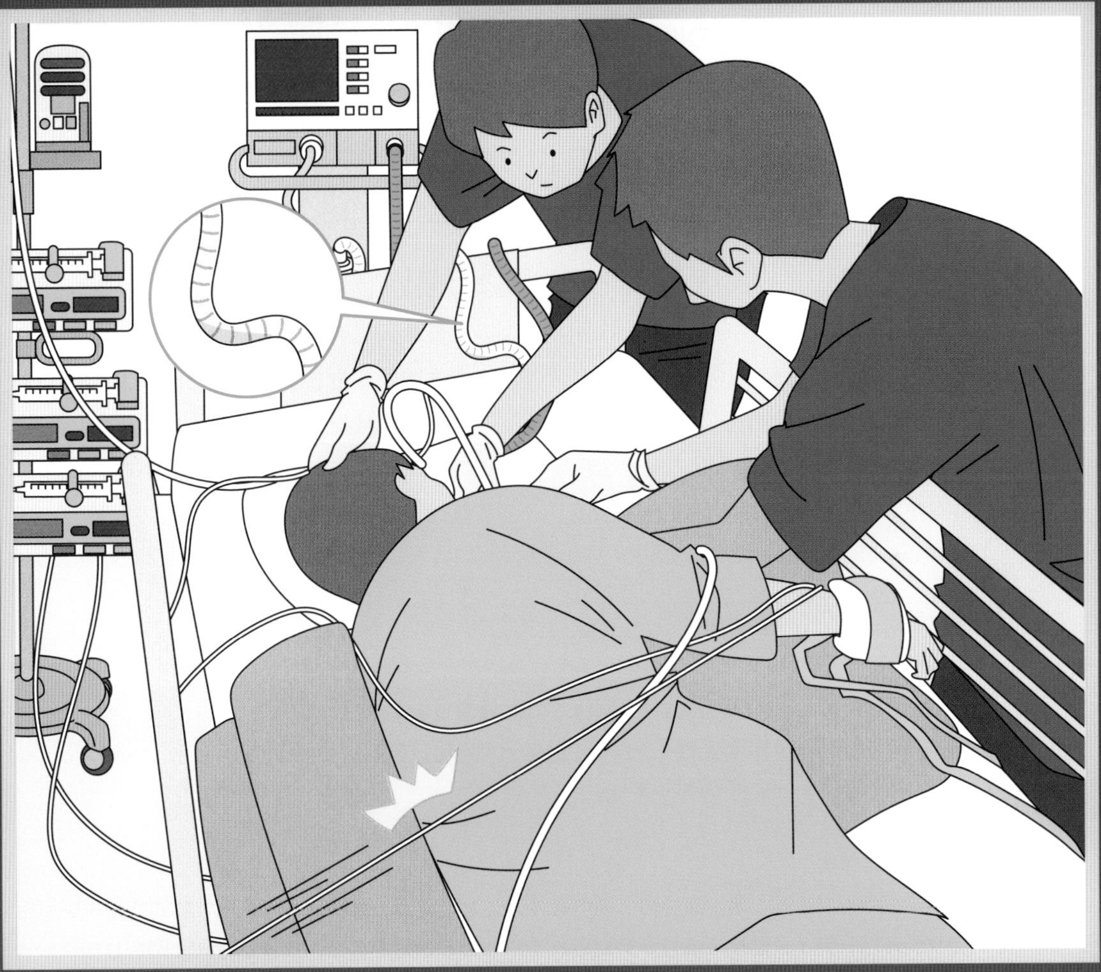

どんなリスクが考えられるでしょうか？ ：1章part.4 ❽ 　KYTダウンロードシートをチェック！

ダウンロード

01 【Part.1】酸素療法

移動にまつわるトラブル

公立陶生病院 看護局 7N病棟 看護主任 **福家寛樹**

1. CT検査などのために移動するときの酸素ボンベの元栓の開栓忘れ

鼻カニュラや酸素マスク使用中の患者がCT検査などのために移動する際は、中央配管の酸素流量計から酸素ボンベへの変更が必要です。通常、酸素ボンベの使用開始には、①医療ガス名を確認、②元栓を軽く開いて空吹きする、③酸素ボンベに酸素流量計を取り付け、リングを回して固定、④元栓をゆっくり開栓、⑤酸素ボンベの残圧を確認、⑥ガス漏れの有無を確認、⑦酸素流量計の設定を指示流量に調整、⑧酸素が流れているか医療従事者の手などに当てて確認、⑨患者に投与開始、という作業工程があります。流量が多い場合には、加湿も行うため、さらに工程が増えます。

急に検査や手術が行われる場合、点滴や尿道カテーテルなどの準備をしながら、酸素ボンベを使用するための複雑なすべての工程を確実に実施・確認することができず、移動してから酸素が流れていないことに気づくというトラブルが発生します。また、酸素は流れていることが目視では確認できないので、患者の呼吸状態やSpO_2が変化してから、あわてて気づくことが多いです。

トラブル回避のポイント

- ☑ 酸素ボンベ使用開始の作業工程表を酸素ボンベに設置します。
- ☑ 酸素ボンベ使用開始の作業工程をチェックリストで確認します。
- ☑ 毎回、指差し呼称（※）で確認しましょう。

※指差し呼称の効果
注意の方向づけができる、目・耳・口・筋肉を使うことで確認の信頼性が高まる、脳が覚醒する、カクテルパーティー効果（騒音が抑制される）などの効果があり、指差し呼称は何もしないときに比べて誤りを6分の1に減少させることがわかっています（図1）[1]。

	押し誤り%（100分率）	
何もしない		2.38 (100)
呼称だけ		1.0 (42)
指差しだけ		0.75 (32)
指差し呼称		0.38 (16)

平成6年（財）鉄道総合技術研究所

図1　指差し呼称の効果実験結果（文献1より転載）

2. CT 撮影中の酸素ボンベ止め忘れによる帰室時の酸素ボンベの空

CT 撮影などは、検査台への移乗など前後の工程を含めると20分以上かかることが多々あります。そのため、撮影中は酸素ボンベから中央配管へ切り替えて、酸素流量計をゼロにする必要があります。しかし、これも忘れやすく、帰室の際にボンベが空になっているというトラブルが発生します。

酸素ボンベは通常使用する程度の量では小さな音しか発生せず、空になっていても気づかないことが多いです。一人ひとりが注意するだけでは、防ぐことはできません。その場にいるスタッフ同士が「酸素は中止した？」「はい、もう一度確認します」などと声を掛け合うことが重要です。

トラブル回避のポイント

☑ 毎回指差し呼称で確認しましょう。
☑ 確認事項を声に出して、複数のスタッフで確認しましょう。
☑ 「検査中は酸素ボンベの使用を中止」などと検査室の壁に掲示して注意喚起します。
☑ 酸素ボンベの残量を確認してから酸素投与を再開します。

残量計算

酸素投与前には残量を確認しましょう。通常、患者搬送用や病棟では内容積3.4L（ガス容量500L）の酸素ボンベを使用しています。酸素ボンベの最大内圧は15MPaです。圧力計を確認すれば、以下の計算式で使用時間を換算できます。

残量（L）= 3.4（L）×残圧（MPa）×10.197

（1MPa = 10.197kg/cm^2）

残り使用時間（min）=残量（L）/ 使用流量（L/min）

例：内容積3.4L のボンベで残圧が5（MPa）であれば、3.4 × 5 × 10.197 ≒ 170L の酸素が残存します。5（L/min）使用している患者の場合は170/5 = 34 で、残り使用時間は34分と計算できます（当院の場合は残量に

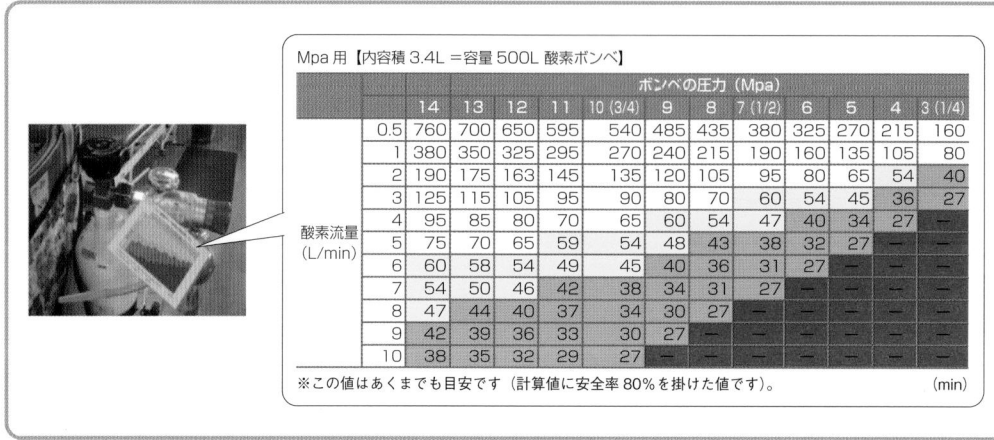

MPa用【内容積 3.4L ＝容量 500L 酸素ボンベ】

酸素流量 (L/min)	ボンベの圧力 (Mpa)											
	14	13	12	11	10 (3/4)	9	8	7 (1/2)	6	5	4	3 (1/4)
0.5	760	700	650	595	540	485	435	380	325	270	215	160
1	380	350	325	295	270	240	215	190	160	135	105	80
2	190	175	163	145	135	120	105	95	80	65	54	40
3	125	115	105	95	90	80	70	60	54	45	36	27
4	95	85	80	70	65	60	54	47	40	34	27	—
5	75	70	65	59	54	48	43	38	32	27	—	—
6	60	58	54	49	45	40	36	31	27	—	—	—
7	54	50	46	42	38	34	31	27	—	—	—	—
8	47	44	40	37	34	30	27	—	—	—	—	—
9	42	39	36	33	30	27	—	—	—	—	—	—
10	38	35	32	29	27	—	—	—	—	—	—	—

※この値はあくまでも目安です（計算値に安全率80％を掛けた値です）。　　　(min)

図2　酸素ボンベ使用可能時間早見表（公立陶生病院の場合）

安全率 0.8 を掛けて計算しています）。

　当院では、誰が見ても残り使用時間がわかるように、酸素ボンベに早見表を設置しています（図2）。

3. 搬送後の酸素ボンベの　圧抜き忘れ

　酸素ボンベの使用後には、①元栓を閉める、②圧力がゼロになったことを確認する、③酸素流量計をゼロにする、の作業工程が必要です。最初に③の酸素流量計をゼロにしてしまうと、圧が酸素流量計や接続部分にかかってしまい、酸素が噴き出す、酸素流量計が飛ばされるなどのトラブルにつながります。

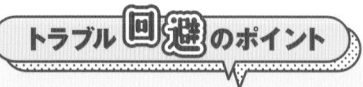

トラブル回避のポイント

☑ 酸素ボンベ使用後の作業工程表を酸素ボンベに設置します。
☑ 酸素ボンベ使用後の作業工程をチェックリストで確認します。
☑ 毎回指差し呼称で確認しましょう。

よく出会う トラブルシーン

1. 酸素ボンベの元栓の開栓忘れ	2. 使用後の酸素ボンベの圧抜き忘れ

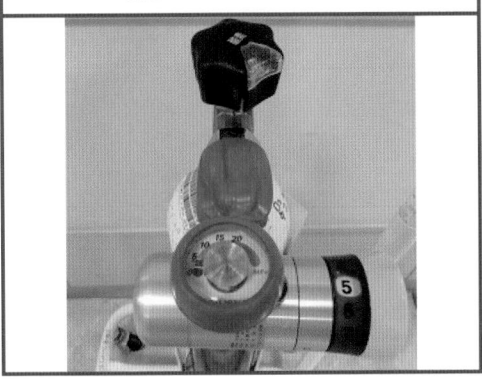

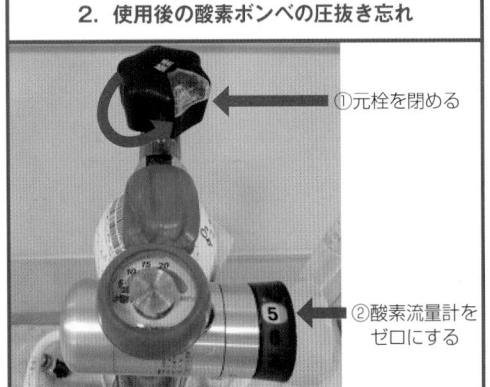
①元栓を閉める

②酸素流量計を
ゼロにする

シーン1、シーン2

・移動中に使用する酸素ボンベは、使用頻度が高い割に使用前・使用後の作業工程が多く、トラブルが多発します。繰り返しになる内容もありますが、次の点に注目してトラブル回避に努めましょう。

・酸素ボンベの使用方法についての勉強会の実施・参加（ナースエイドにも）

・酸素ボンベ使用の作業工程表を酸素ボンベに設置

・酸素ボンベ使用の作業工程をチェックリストで確認

・毎回指差し呼称で確認

・複数のスタッフで確認

それでもトラブルが起こってしまったら… 対処の鉄則

戦術的エラー対策の発想手順を参考に対策を考える（図3）

・❷できないようにする→エラーが少ない酸素ボンベに変更するなど。

・❸わかりやすくする→手順書を酸素ボンベに設置する、チェックリストを使用するなど。

・❺～❾作業者自身への対策→ KYT やロールプレイなどによる訓練を実施するなど。

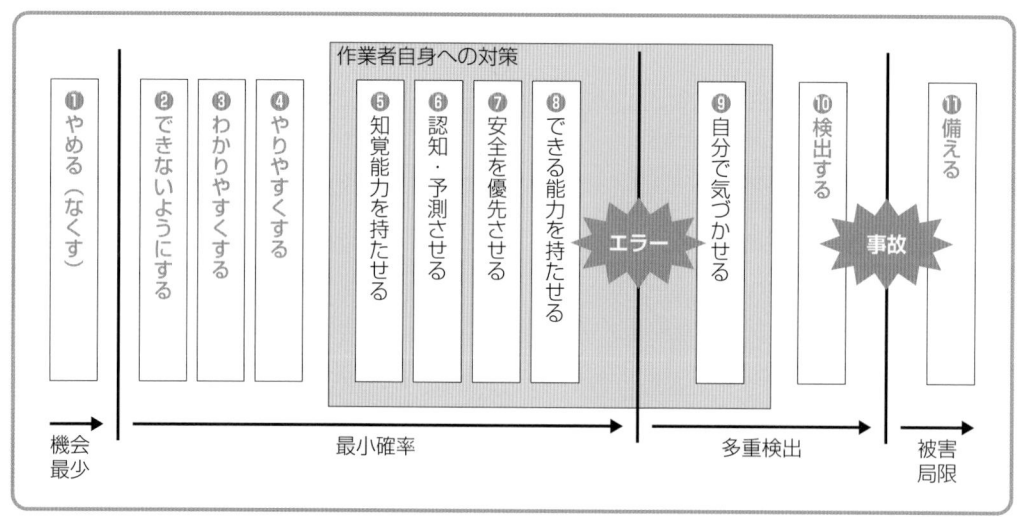

図3 戦術的エラー対策の発想手順（文献2より改変）
思い付きの対策ではなく、発想手順に従って考えることにより、対策を考えやすくなることが期待できます。一般に左（❶の方向）にいくほど大きな効果が期待でき、また人間への対策よりも環境への対策の方が効果を期待できます。

4. 人は間違えるもの

トラブルの回避策としては、作業者自身への対策として、周知の徹底のため勉強会などを開催することが多いと思います。しかし、人は間違えます。特に時間に追われているとミスをします。また、手順書を作成し、毎回チェックリストで確認するルールを作っても、忙しさのあまり手順書を見ない、チェックリストを使用しないなどのルール違反を起こしてしまいます。対策としては、**図3**にあるように①の方向に近いほど大きな効果が期待できます。

当院では、酸素ボンベ使用時のヒヤリ・ハットが多発している現状を打破するために、エラーが少ない酸素ボンベ（アダプタプラグ用酸素アウトレット一体型）に変更しました**（図4）**。これにより、ヒヤリ・ハットは減少しました。

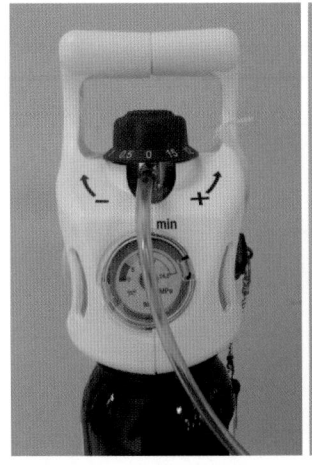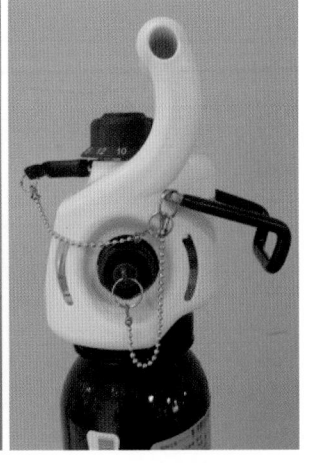

図4　アダプタプラグ用酸素アウトレット一体型酸素ボンベ
①医療ガス名を確認、②酸素ボンベの残圧を確認、③ガス漏れの有無を確認、④酸素調整ダイヤルを指示流量に調整、⑤酸素が流れているか医療従事者の手などに当てて確認、⑥患者に投与開始、という作業工程です。使用後の酸素ボンベの圧抜きも不要です。

引用・参考文献

1) 厚生労働省. 社会福祉施設における安全衛生対策～腰痛対策・KY活動～. https://www.mhlw.go.jp/file/06-Seisakujouhou-11300000-Roudoukijunkyokuanzeneiseibu/0000075083.pdf ［2022. 10. 5］
2) 河野龍太郎. "7. ヒューマンエラー対策の戦略と戦術". 医療におけるヒューマンエラー. 第2版. 東京, 医学書院, 2014, 72.

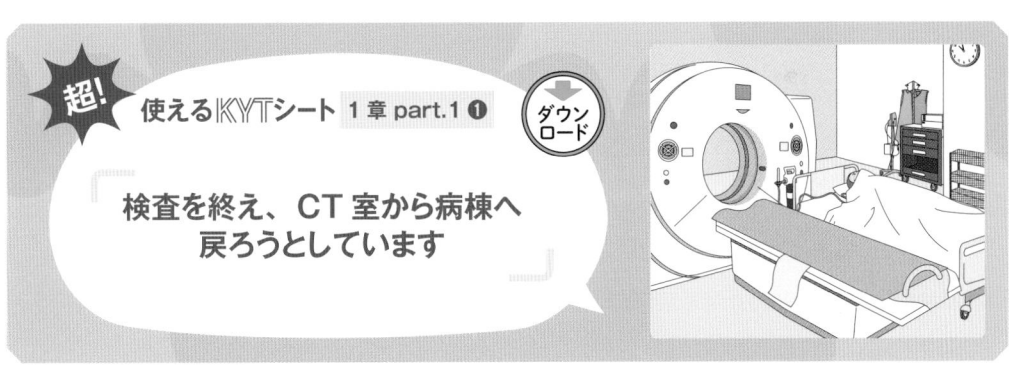

超！

使える**KYT**シート 1章 part.1 ❶

ダウンロード

検査を終え、CT室から病棟へ
戻ろうとしています

【Part.1】酸素療法

酸素投与にまつわるトラブル
（デバイス関係）

一般財団法人 医療・介護・教育研究財団 柳川病院 看護部長 **井上由美子**

1. 酸素マスク・鼻カニュラ・リザーバーマスクトラブル

酸素投与量不足

● 酸素流量計と酸素チューブの接続外れ

　3つのデバイスに共通して発生するトラブルで多く見られるのは、酸素流量計と酸素チューブの接続外れです（図1）。装着の際にしっかり接続できていない場合が多く、また、動ける患者では寝返りや坐位などで酸素チューブを引っ張ることにより、接続外れが発生しやすくなります。延長のための連結用酸素チューブを使用した場合には、途中のコネクターとの接続外れが生じることがあります。

● 酸素チューブの折れ曲がり（図2）

　3つのデバイスで共通して発生します。酸素チューブがどこかで折れ曲がっているトラブルですが、患者の下敷きになっていたり、新品の酸素チューブでも折れ曲がりの癖がついている場合があります。

トラブル 回避 のポイント

- ☑ 酸素流量計と酸素チューブは、外れないように意識してしっかり接続します。
- ☑ 患者が動いても（寝返り・坐位）、十分な酸素チューブの長さがあるか確認します。短いと思われる場合は、延長の連結用酸素チューブを使用します。連結用酸素チューブを接続する際は、コネクターの接続部分も外れないように意識してしっかり接続します。
- ☑ 最後に、指差し呼称で接続部分の確認を行います。

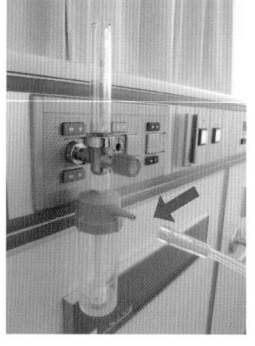

図1　酸素流量計と酸素チューブの接続外れ

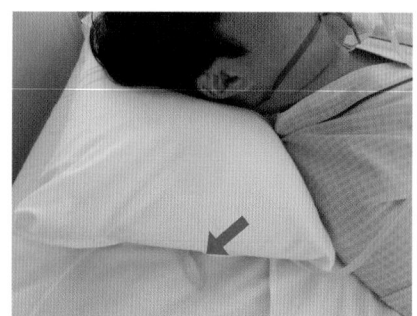

図2　酸素チューブの折れ曲がり

☑ 酸素チューブ装着後、チューブの折れ曲がりがないか確認します。

☑ デバイスの使用前に、折れ曲がりの癖がついている部分がないか確認します。

☑ 訪床時、酸素チューブが患者の下敷きになり、折れ曲がりが発生していないか確認します。

☑ 最後に、指差し呼称で酸素チューブに折れ曲がりがないか、全体を見て確認します。

● デバイス自体の外れ（図3）

3つのデバイスで共通して発生するトラブルとして、デバイス自体の外れが挙げられます。患者が装着するのを嫌がり外してしまったり、酸素マスクやリザーバーマスクでは、長期に同じデバイスを使用している場合に固定するゴムが劣化し、緩みで外れやすくなっていることもあります。

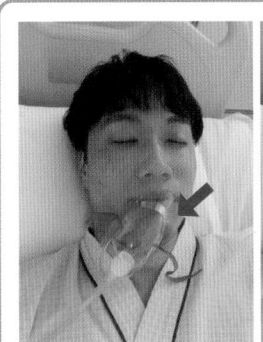 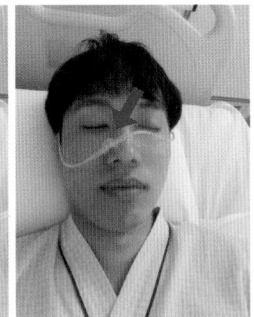 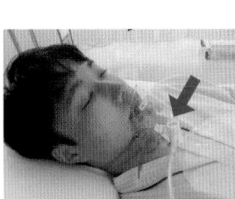 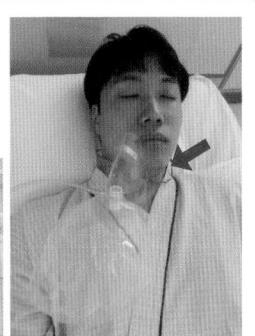

酸素マスクの外れ　　　　鼻カニュラの外れ　　　　リザーバーマスクの外れ　　　固定するゴムの劣化による緩み

図3　デバイス自体の外れ

☑ 患者に酸素マスクや鼻カニュラ、リザーバーマスクを装着する際、酸素の必要性を説明します（意思疎通のできる患者の場合）。必要性を説明することで、嫌がって外すケースを回避することができます。

☑ 装着後は、患者に痛い部分などがないか確認します。痛みなどがあると、患者が自分で外してしまう原因にもなります。

☑ 酸素マスクやリザーバーマスクはフィットするように、止めゴムの調節を行います。鼻カニュラの場合は、鼻に装着する部分がずれないように、きちんと合わせてから固定します。

☑ 長期に同じデバイスを使用している場合、止め具のゴムが劣化して伸びてしまっている可能性があります。デバイスがフィットしなくなるため、点検を行い適宜交換することも必要です。

● 鼻カニュラの詰まり

　鼻カニュラの場合、長期に同じデバイスを使用していると患者の分泌物が鼻の装着部分に詰まることがあります（図4）。

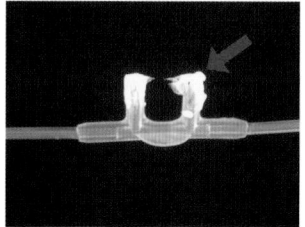

図4　鼻の装着部分の詰まり

トラブル回避のポイント

☑ 清拭など毎日のケア時に、鼻カニュラの鼻の装着部分が患者の分泌物や汚れで詰まっていないか点検します。詰まっている場合はアルコール綿などで取り除くか、新しいものと交換します。

● リザーバーマスクのリザーバー根元部分のねじれ

　リザーバーマスクでは、リザーバーの根元部分にねじれが生じる場合があります（図5）。本来必要な酸素供給量が送られないトラブルにつながります。

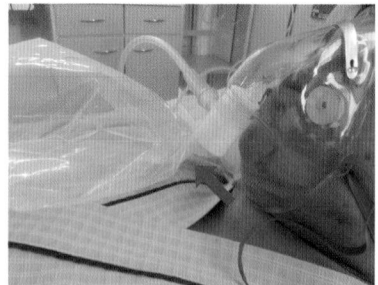

図5　リザーバー根元部分のねじれ

トラブル回避のポイント

☑ 患者に装着する前に、リザーバー部分がきちんと膨らんでいるか必ず確認します。
☑ 訪床時、リザーバーの根元がねじれていないか確認します。

2. 酸素投与量ミスによるトラブル

過少投与・過剰投与

●指示量の酸素投与量が正しく投与されていない

3つのデバイスで共通して起こるトラブルです。酸素の指示量は患者の状態によって変化します。指示量の確認を怠り、間違った量を投与してしまうことで過少投与・過剰投与が発生します。

また、酸素流量計の流量確認を怠ることでも発生します。特に、急変時にバッグバルブマスクを使用した後に呼吸状態が安定し、酸素マスクに変更した場合などに見られます。酸素流量を確認せず、バッグバルブマスク時の高流量のままつないでしまい過剰投与になっていたり、反対に酸素流量がゼロになっている場合もあります。

トラブル 回避 のポイント

- ☑ デバイスの交換指示が出たときは、特に酸素流量の確認を怠らないようにしましょう。また、デバイスによって適した酸素流量と酸素濃度（表1）を理解しておくとよいでしょう。
- ☑ 訪床時は、指示量の酸素流量で投与されているか確認します。チームで患者情報を共有することも大切ですが、自身で指示書を必ず見て酸素流量を確認することが重要です。
- ☑ 患者の状態により、ほかのデバイスの選択も視野に入れて、患者を観察するとよいでしょう。状態に変化があった場合は医師に報告し、指示のもとでデバイスを選択・変更することが必要です。

3. 加湿の有無によるトラブル

加湿が必要な状況の理解不足

●デバイスや酸素流量によって適切な加湿が異なることを理解する

デバイスの種類や、どの程度の酸素流量で加湿が必要かなどの知識がないと、不要な加湿をしてしまったり、必要な加湿を行わないといったトラブルが発生します。

表1　酸素流量と酸素濃度

酸素流量 (L/min)	1	2	3	4	5	6	7	8	9	10
鼻カニュラ	24%	28%	32%	36%	40%					
酸素マスク					40%	40〜50%	50〜60%	60%		
リザーバーマスク						60%	70%	80%	90%	90%〜

トラブル回避のポイント

☑ 加湿が必要な状況を理解しておくとよいでしょう。酸素流量 3〜5L/min 以下のときは、加湿は必要ありません。しかし、リザーバーマスク使用時は配管からの乾燥した酸素をリザーバーバッグ内に溜めて吸入するため、酸素流量にかかわらず必ず加湿が必要です。

☑ 訪床時、酸素流量計の蒸留水が適量入っているか、必ず確認しましょう。

それでもトラブルが起こってしまったら… 対処の鉄則 ✦

デバイスが適切に装着されているか、酸素流量が指示通りに投与されているか確認する

・モニタリングしている患者であれば、SpO2 モニターがきちんと装着されているか確認します。

・酸素流量計と酸素チューブの外れを発見したら、すぐに適切に装着し酸素流量を確認します。

・酸素流量が指示通りでなかった場合、正しい酸素流量に変更します。

患者の状態を観察する

・SpO2 の低下やバイタルサインに変化がないか確認します。

・全身状態では、意識レベルの変化、尿量の減少、チアノーゼの有無、四肢末梢の冷汗、皮膚浸潤の有無、皮膚温など、末梢循環不全徴候の変化をチェックします。

・呼吸困難感など患者の訴えも聞き取りましょう。

4. いち早く医師の指示を仰ぐこと

　患者の状態に異常があれば、酸素が適切に供給できていなかった状況（時間・原因）を医師に報告し、指示を受けます。一時的に酸素量を増やしたり、状況に応じてデバイスを変更する場合も考慮して、いち早く医師の指示を受け対応することが重要です。

引用・参考文献

1) 道又元裕編. 新 人工呼吸ケアのすべてがわかる本. 東京, 照林社, 2014, 432p.

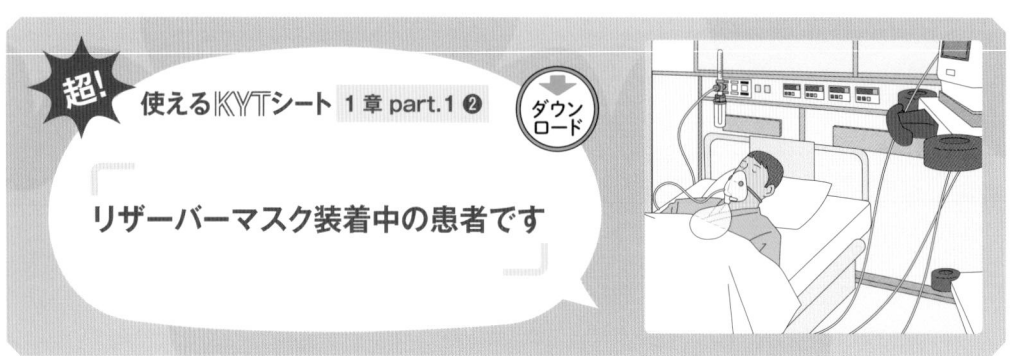

超! 使えるKYTシート 1章 part.1 ❷ ダウンロード

リザーバーマスク装着中の患者です

酸素投与にまつわるトラブル
（投与量ミス関係）

国際医療福祉大学成田病院 看護部 ICU/HCU 副師長／集中ケア認定看護師　鎌田あゆみ

1. COPD（慢性閉塞性肺疾患）患者への酸素投与量間違いによる CO₂ ナルコーシス

病院などの医療施設において、鼻カニュラや酸素マスクなどの酸素療法を見かけない日はありません。1年目の看護師も酸素療法を行っている患者を受け持って、はじめは緊張感のあった場面が、いつしか見慣れたものとなっていきます。そんな日常的な風景の中でも、ヒヤッとしたことがあるかもしれませんね。

CO₂ ナルコーシスの病態

● 呼吸中枢への刺激に対する反応が低下

ここで、CO₂ ナルコーシスの病態について説明しておきましょう。通常、ヒトはさまざまな物質の変化により呼吸中枢に刺激が起こり、換気を増やしたり減らしたり呼吸で調整しています。その中でも CO₂ による pH の変化は延髄にある呼吸中枢への刺激となり、CO₂ が溜まると換気を増やし、少なくなれば換気を減らして調整しています。

しかし、COPD の患者では慢性的に CO₂ が貯留していることがあり、高い CO₂ 濃度に体が慣れていて、呼吸中枢への刺激に対する反応が低下しています。そのような場合は低酸素血症が呼吸中枢への刺激となっています。一気に高濃度の酸素を投与すれば体内の酸素濃度は上がりますが、呼吸中枢は「あ！酸素がたくさんあるから、そんなに呼吸しなくてもいいね」と判断して換気を減らしてしまいます。すると CO₂ がどんどん溜まり、意識の低下や呼吸停止にまで至ってしまいます。

● 既往歴を必ず確認

SpO₂ が低いからといって安易に酸素の量を上げるのではなく、既往歴で「CO₂ が溜まりやすい疾患ではないか？」を確認した上で、医師の指示に従い酸素投与量を上げ下げしていきましょう。

トラブル回避のポイント

☑ 患者の既往歴を確認しましょう。

☑ 在宅酸素療法を行っている場合は、自宅での安静時と労作時の投与量や普段の SpO_2 の値を聞いておきましょう。

☑ 使用している酸素のデバイスは低流量システムか高流量システムか確認しましょう。

☑ 酸素流量計には 2L/min 以下のものがあります。

☑ 患者の状態に合った正しい酸素療法を選択しましょう。

2. デバイスの選択間違い

酸素投与のデバイスといっても、鼻カニュラ、酸素マスク、リザーバーマスク、オキシマイザー、ベンチュリーマスク、オープンフェイスマスクなど、さまざまなものがあります。また、酸素投与時に加湿が必要か不要か、高流量システムか低流量システムかなど、患者の状態によって使用するデバイスを選択し、正しい管理ができなければなりません。

急性期治療での酸素療法から、徐々に酸素投与量を減量したりデバイスを変えていく場合に、以前に使用していたデバイスや延長チューブがそのまま酸素流量計のそばやベッドサイドに置いてあることはありませんか？実際にあったインシデントの中には、夜間の薄暗いベッドサイドで「簡易マスクを鼻カニュラに付け替えようとしたときに、同じ場所にあった空気配管に接続していたネブライザー用延長チューブに誤ってつなぎ変え、酸素

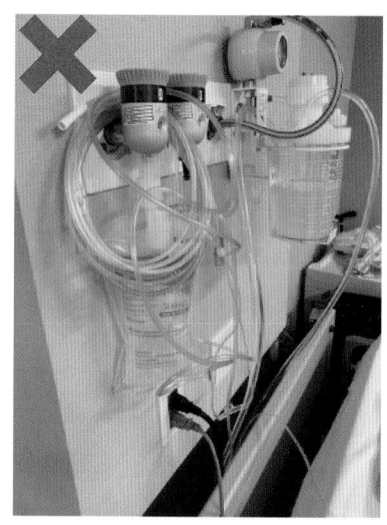

図1　整理整頓不足はインシデントの原因にも

投与されていなかった」という事例がありました。

ベッドサイドには不要な物品は置かず、整理整頓を心がけることでもインシデントを予防できます（図1）。

表1　酸素流量の違いによるデバイスの選択（国際医療福祉大学成田病院 ICU の場合）

F_IO_2 早見表		投与方法			
		鼻カニュラ	オキシマイザー	酸素マスク	リザーバー付き酸素マスク
酸素流量 （L/min）	1	24%	32%		
	2	28%	35%		
	3	31%	39%		
	4	34%	42%		
	5		45%	40%	
	6		49%	50%	60%
	7		52%	60%	70%
	8				80%
	9				90%
	10 以上				100%

＊青文字は加湿が必要

☑ 各デバイスの特徴を知りましょう。酸素投与時の流速により使用するデバイスが違います（表1）。また加湿の有無についても、加湿が必要なデバイスと不要なデバイスを知っておきましょう。

☑ デバイスや酸素流量により、患者が吸入する酸素濃度も異なります。

よく出会う **トラブルシーン**

---

1. 酸素投与量とデバイスの選択間違い

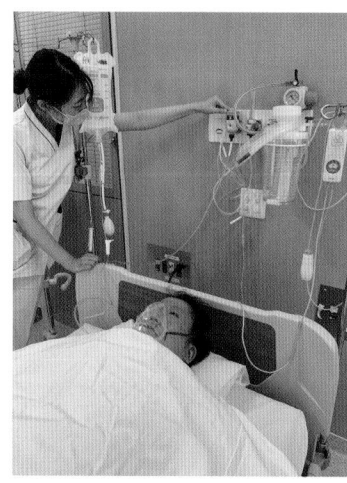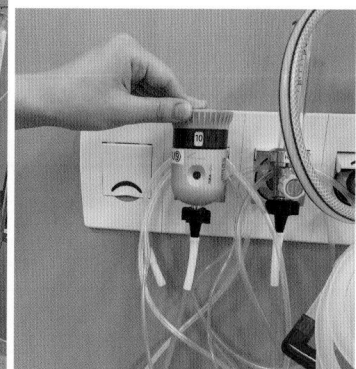

75歳のTさんはもともとCOPDで在宅酸素療法を行っており、酸素を1.5L/min使用しています。1週間前から熱と息苦しさがあり、本日肺炎の診断で入院となりました。呼吸数40回/min、SpO₂85％であったため、鼻カニュラで酸素3L/min投与の指示が出ました。医師からはSpO₂90％以下のときは1Lずつ酸素投与を上げていくようにと指示があります。

Tさんのモニターが$SpO_2$86％で鳴ったので訪室すると「トイレに行ったら息が苦しくなった。酸素を上げてくれ」と大変苦しそうでした。看護師はあわてて「早くSpO₂を上げないと！酸素を上げていいと医師の指示があったはず！」と思い、鼻カニュラのまま一気に酸素を6L/minまで上げました。

しかし、Tさんの息苦しさは取れず、SpO₂88％までしか上がりません。また鼻カニュラからの酸素の不快感も強くなり、カニュラを外そうとしました。先輩看護師が簡易マスクを持ってきてくれたので、鼻カニュラを酸素マスクに付け替えて、酸素を10L/minまで上げました。

ここに注目！

シーン1

・酸素3L/minから増量していますが、鼻カニュラのままで6L/minを使用しています。

・酸素マスクで酸素を10L/minにしましたが、加湿をしていません。

・CO_2が溜まりやすい患者に、酸素投与量を一気に上げていいのでしょうか？

それでもトラブルが起こってしまったら… 対処の鉄則 ✦

酸素投与量とデバイスを変えても症状が変わらなかったら

・意識、呼吸状態、SpO₂ モニターを確認します。

・医師へ報告します。

・意識、呼吸状態が変化する可能性があるため、救急カートを準備します。

・SpO₂ が 90％以上であったら、指示通り酸素流量を下げていきます。

・酸素マスクのままなら加湿を行います。

・NPPV を準備します。

3. SpO₂ の値だけで判断することのないように

入院する患者の既往歴に COPD や肺結核後遺症、神経疾患（ALS、重症筋無力症など）があれば、CO₂ が溜まりやすいことが予測されます。そのような情報のない患者でも指先を観察し、ばち状指があれば「呼吸器の疾患がありそうだ」とフィジカルアセスメントできます。

前ページのシーン 1 で示した入院患者は、すでに COPD の診断で在宅酸素療法も開始しているので、日頃から低酸素血症や高い CO₂ 濃度で生活をしていたことでしょう。そ

表2　CO₂ ナルコーシスの症状

軽症	手足が温かい、頭痛、振戦、発汗など
重症	痙攣、意識障害、呼吸抑制、重症呼吸性アシドーシス

のような患者に酸素を大量に投与してしまうと、CO₂ ナルコーシスを引き起こす可能性があります。重症例では意識が低下して、呼吸停止に至ってしまいます（**表2**）。この場合は NPPV で換気または気管挿管し、人工呼吸器を使用する以外に方法はありません。

SpO₂ が低いからといって、不用意に酸素を増やすことは怖いことだということを覚えておきましょう。

引用・参考文献

1）日本呼吸器学会 COPD ガイドライン第 6 版作成委員会編. COPD（慢性閉塞性肺疾患）診断と治療のためのガイドライン. 第 6 版. 大阪, メディカルレビュー社, 2022, 312p.

2）小林千穂. COPD 患者に、必要量以上の酸素投与は効果ある？エキスパートナース. 35（9）, 2019, 43-5.

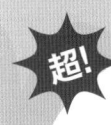

超！使える KYT シート　1章 part.1 ❸　ダウンロード

COPD 患者の酸素投与量を上げようとしています

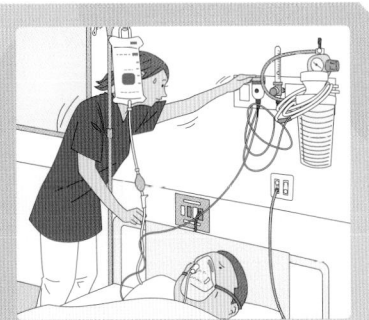

04 【Part.2】 HFNC

酸素投与にまつわるトラブル

日本赤十字社愛知医療センター 名古屋第一病院 臨床工学科　開　正宏

1. はじめに

HFNC（high flow nasal cannula）療法は、ハイフローセラピー（high flow therapy）の中で鼻カニューレを用いる方法を指しますが、教科書や文献には多くの呼び名があり、よく使われるネーザルハイフロー（nasal high flow™：NHF）は、あるメーカーの登録商標です。

わが国で普及からまだ10年ぐらいのHFNC療法ですが、診療報酬も算定できるようになり、急性期だけでなく、慢性期にも使われるようになりました。よく比べられるNPPVは人工呼吸療法のカテゴリに入りますが、HFNCは強力な酸素療法です。そのためアラーム機能に乏しいなどの特徴があります。トラブル例を参考に注意点を覚えましょう。

2. HFNC の鼻カニューラが患者に正しく装着されていない!

「HFNCで呼吸が楽になった」と言う患者もいる一方で、HFNCを長時間装着することが苦痛になる患者は多数います。高流量ガスによる圧迫感や熱感、加温加湿不足による鼻腔の乾燥や痛みは、HFNC装着アドヒアランスを低下させますが、鼻カニューレによる医療関連機器圧迫創傷（medical device related pressure ulcer：MDRPU）のせいで患者が痛がって外していることもあります。（図1）。MDRPUの好発部位はプロングが当たる鼻下や鼻中隔、ストラップが当たる耳介上部などがあります。MDRPUがあれば異なる方法を考えたり、保護剤などを使用し、対応方法はNPPVなどの皮膚障害対策と同様でよいです。もちろん予防策を行ってもよいです。

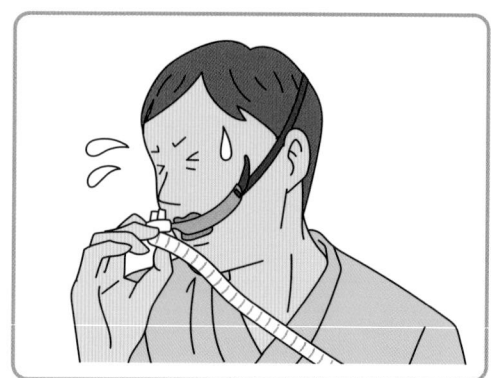

図1　鼻カニューレを嫌がる患者

- ☑ SpO₂ は必ず常時測定して、SpO₂ の低下があれば正しく装着されているか確認します。（※鼻カニューレや回路が破れてリークしていることもあります）
- ☑ 正しく装着されていれば回路や設定流量を確認します。（加温加湿器の温度設定が正しいかも確認）
- ☑ しかし、患者に適した流量設定や加温加湿設定は病態によって変わることを理解した上で装着を嫌がる理由を考えましょう。
- ☑ 鼻カニューレを患者がすぐに外してしまう際は、どこかに MDRPU がないか確認します（図2）。

3. HFNC 療法のガス流量設定が適正でない!

　酸素療法には、低流量式と高流量式とがあります。HFNC は高流量式の一種ですので、ベンチュリーマスクや加温エアロゾル療法（ウォームネブライザー）と同じように、成人症例では Total Flow は 30L/min 以上が必要です。また HFNC の装着当初は設定したガス流量が患者状態に適正だとしても、数時間後は病態が改善したり進行したりするので、その時々で適正ガス流量は変わります。

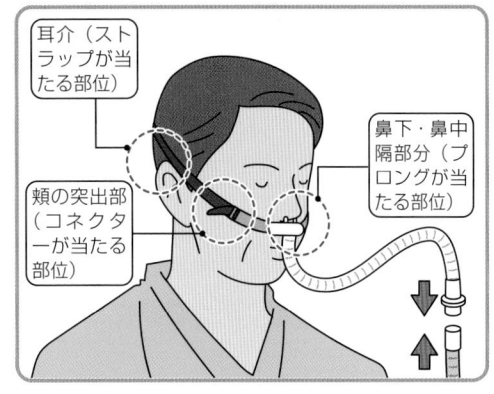

耳介（ストラップが当たる部位）

頬の突出部（コネクターが当たる部位）

鼻下・鼻中隔部分（プロングが当たる部位）

図2　鼻カニューレ装着時の MDRPU 好発部位

- ☑ 一回換気量を 500mL と想定する成人症例ならば最低 30L/min は必要であることを理解します（図3）。
  - ・これは、設定を指示する医師が理解していないことが多く、説明するスキルも必要です。
  - ・30L/min 以下では吸気のすべてを賄えず室内気を吸ってしまうため吸気湿度も 100％になりません。
- ☑ 私たち健常者が HFNC を装着体験してみると、思ったよりも高流量に耐えられません。患者は呼吸苦があるために高流量に快適さを感じていることを理解します。すなわち病態によってコンフォートな設定は変化することを知りましょう。

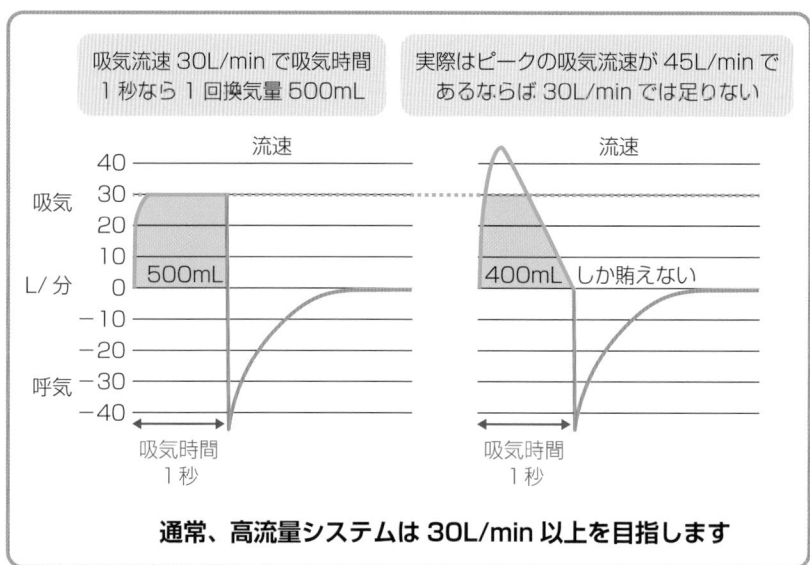

図3 理論的な吸気パターン（左）と実際の吸気パターン（右）

4. HFNC療法中に加温加湿用の滅菌蒸留水が空になっていた!

HFNC療法の効果には、解剖学的死腔（鼻腔など）の洗い出し効果として「積極的な加湿による気道の粘液線毛クリアランス改善」があります。加温加湿の不足は患者の快適性を著しく損ない、特に加湿なしでは鼻粘膜が乾き、患者は苦痛を伴います。そのことへの十分な理解が大切です。

トラブル回避のポイント

☑ 成人でのHFNCでは、挿管用人工呼吸時に比べて加温加湿器を通過するガスは5〜10倍になるため、消費する滅菌蒸留水も同じだけ早く減ることを理解します。

☑ 表1にHFNCの施行中に1,000mLの滅菌蒸留水を消費する時間的目安を記載します。

☑ 加温加湿器の電源が投入されていることも確認します。加湿不足になってしまうからです。

☑ HFNCでは加温加湿器のチャンバーは必ず自動給水タイプを用いましょう!

☑ HFNCでは人工鼻の使用はできず、禁忌となります。

表1 HFNCの施行中に1,000mLの滅菌蒸留水を消費する目安

流量 （L/min）	30	40	50	60
使用可能時間 （時）	11〜17	8〜13	6〜10	5〜9

5. そのほか押さえるべきこと

　成人における HFNC では、流量を 30〜60L/min で使用します（当院では 70L/min も使用します）。設定酸素濃度 F_iO_2 に決まりはありませんが、80％で使うことも多いです。特に COVID-19 による肺炎では、これ以上の F_iO_2 になることもあります。そうすると患者の顔まわりは高濃度酸素になり、火気には十分注意する必要があります。部屋の換気条件によっては予想以上に室内酸素が高濃度になっているかもしれません。

トラブルを回避するためには

　HFNC 療法を行うための装置には、HFNC 専用機、人工呼吸器の HFNC モード、ブレンダー方式（空気酸素ブレンダー型とベンチュリー型）の 3 つがあります。どれも挿管や気管切開時の人工呼吸器や NPPV に比してアラーム機能は貧弱です。ブレンダー方式では鼻カニューレや回路の閉塞ではアラームは作動しませんし、回路外れなどのリークはいずれの方式もアラームが知らせてくれる保証はないです。

　しかし、加温加湿器の機能でアラームを鳴らしてくれることもあるので、たかが加温加湿器のアラームと高を括らず、アラームの原因を突き止めることが肝要です。

トラブル 回避 のポイント

☑ HFNC は高濃度の高流量酸素療法であるため火災のリスクがあることも認識しましょう！
☑ また、大量に酸素を消費するので、小中規模の病院では酸素貯蔵量に対して逼迫するぐらいの使用量があることも知っておきましょう！

6. 〈レアケースだが実際に起こり得る〉 加温加湿器の加湿におけるトラブル

　HFNC 療法に限らず、挿管人工呼吸や NPPV では加温加湿器が必須です。筆者も数回経験していますが、加温加湿器の自動給水チャンバーの不具合があります。自動給水機構が壊れたり、ゴミがはさまって、滅菌蒸留水が入らない場合や、入り過ぎて止まらなくなることもあり得ます。特に後者はチャンバーを超えて吸気回路内、そして患者まで多量の水を送りつけてしまうこともあり得ます。

┌─────────────────────────────────────┐
トラブル **回避** のポイント
└─────────────────────────────────────┘

☑ 加温加湿器チャンバー内の水位は正常であるか、いつもチェックが必要です（図4）。
☑ 自動給水機構のトラブルで水が止まらないと、挿管や気管切開の患者ではベッド上で溺れる可能性まであり得るので、安全機構としてダブルフロート（二重浮き）タイプのチャンバーをおすすめします。
☑ チャンバー内水位が正常範囲外なのを発見したら、迷うことなく交換することが必要です（図5）。

安全機構用の浮き
（水がオーバーフローしないためにある）

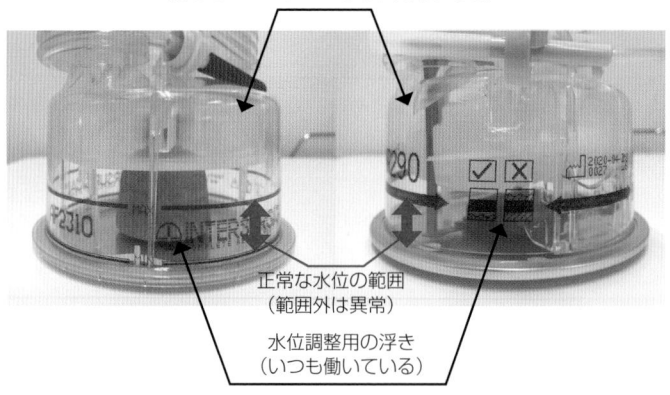

正常な水位の範囲
（範囲外は異常）

水位調整用の浮き
（いつも働いている）

図4　ダブルフロート（二重の浮き）機の加湿チャンバー

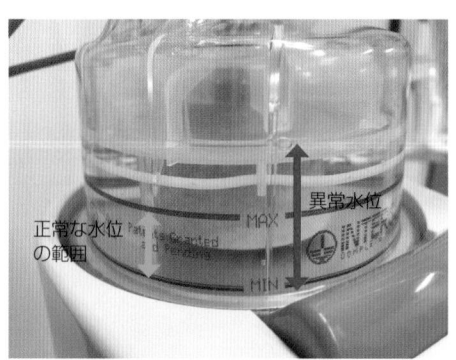

正常な水位
の範囲

異常水位

図5　安全機能の二つ目の浮きで給水が停止した例

7. 医療者はHFNC療法を一度は経験しましょう!

NPPVにも言えることですが、患者に対して「コレを着けていれば楽になるから！」とか「コレを着けていないとダメだから！」と安易に言っていないでしょうか？ ぜひとも自分で装着を体験してください。（患者への説得力も大いに上がります）。

①健常者の自分が何 L/min まで快適なのか？ また我慢できるのか？（60L/min を体験してください）

②口を閉じた際と、口を開けた際の感じ方の違いを確かめてください。

③加湿器の電源を切って室温で装着します（ガス流量が速いためすぐに冷めます）。

④できることなら加湿器を外し短絡させて乾燥したガスを体験します。

※ HFNC 療法の体験での酸素濃度は 21％で行いましょう！

 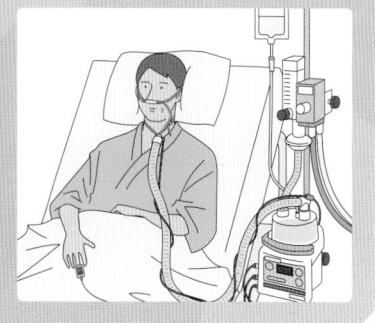

超！ 使える KYTシート 1章 part.2 ❹-A ダウンロード

HFNC 療法のチェックポイント

 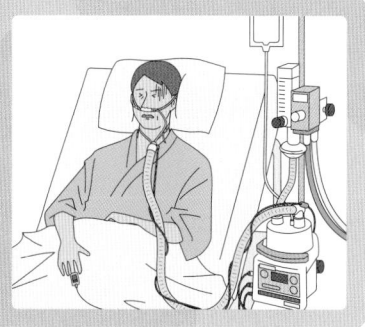

超！ 使える KYTシート 1章 part.2 ❹-B ダウンロード

HFNC 療法の加湿に関するチェックポイント

装着にまつわるトラブル（操作ミスなど）

公立陶生病院 臨床工学部 主任 **塚田さやか**

1. マスクにまつわるトラブル

NPPVは人工気道などを使用せず、マスクを使用して陽圧換気を行う人工呼吸器です。そのためマスクフィッティングはNPPV管理を成功させる重要なポイントとなります。モニタリングでマスクリークが上昇している場合にマスクフィッティングが不良と判断しますが、患者側とデバイス側それぞれの要因が想定されます。

患者側の要因

患者側の要因としては、マスクを装着する患者の顔の形や圧迫による皮膚の状態、NPPV自体の受け入れ状況があります。

●顔の形に合っていない

NPPVを導入する症例は小児から成人まで幅広く、マスクはさまざまな形・大きさのも

のが販売されています。一般的にはマスク選択に難渋することはありませんが、高齢者のように頬がこけている、あるいは入れ歯を外し、歯がない場合では頬部の隙間から漏れてしまい、過剰なフィッティングになりがちです。

また、顔に合っていないマスクを装着することで、皮膚に医療関連機器圧迫創傷（MDRPU）が発生して痛みを訴え、適切なマスク装着ができなくなる場合もあります。

●患者自身の受け入れ状況が悪い

NPPVを装着する患者自身の受け入れが悪いとマスク装着自体が困難になり、適切にマスク装着が行えない場合があります。

機械側の要因

機械側の要因としては、装着するマスクが劣化・破損している場合があります。

トラブル 回避 のポイント

☑ マスクサイズの評価をすることが必要です。マスクのパッケージには適切なサイズを見極めるためのマスクゲージが付属されています（図1）。ゲージを顔に当て、マスク上部が目にかかっていないか、下部が顎からはみ出していないかを確認します。

☑ マスクの形が患者の顔に合っているか評価します。マスクリークが多いからといって、ヘッドギアをきつく締めすぎると患者への負荷が増加します。リークが発生している箇所を確認し、締め付けを調整すれば改善するのか、マスクの種類を変更した方がよいのか判断します。マスクの形にはさまざまなものがあります（図2）。数種類のマスクを備えておくこ

とが必要です。

☑ 長時間かつ長期間の NPPV 使用は MDRPU が発生しやすい要因のひとつです。MDRPU が発生した場合は、マスクフィットを緩める・皮膚保護剤を用いる・マスクの種類を変更するなどの対応が必要となります。

☑ マスクフィットを適切に行うためには患者の協力が不可欠です。『NPPV（非侵襲的陽圧換気療法）ガイドライン』においても、非協力的な患者は適応外とされています[1]。NPPV 導入前には患者に NPPV を使用する目的や方法を説明し、マスクフィットに協力してもらうと装着がスムーズです。

☑ 再利用しているマスクはいつ故障するかわかりません。患者に装着する前に、マスクの破損（図3）がないか、顔に接触する部分に劣化（図4）が見られないか、ヘッドギアの面ファスナーが剥がれやすくなっていないかを確認します。劣化したマスクでは、適切にマスクフィットができていてもリーク量が多い場合があります。そして締め付けを強めると MDRPU 発生のおそれがあるため、マスクの劣化が見られれば交換します。

ⓐ AF541 のマスクゲージ

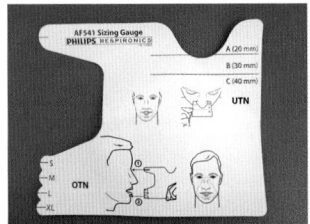

（株式会社フィリップス・ジャパン）

ⓑ パフォーマトラックのマスクゲージ

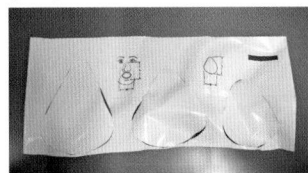

（株式会社フィリップス・ジャパン）

ⓒ NeoQ のマスクゲージ

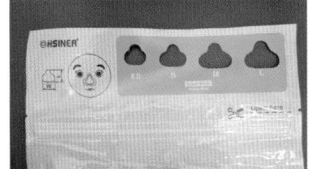

（イワキ株式会社）

図1　各社のマスクゲージ

ⓐ AF541 フルフェイスマスク

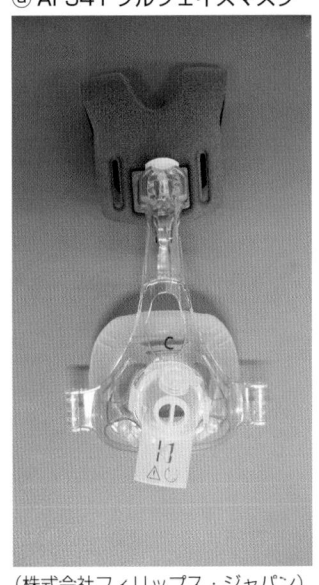

（株式会社フィリップス・ジャパン）

ⓑ パフォーマトラックフルフェイスマスク

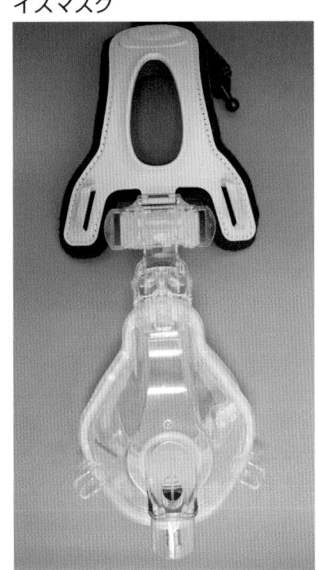

（株式会社フィリップス・ジャパン）

ⓒ トータルフェイスマスク

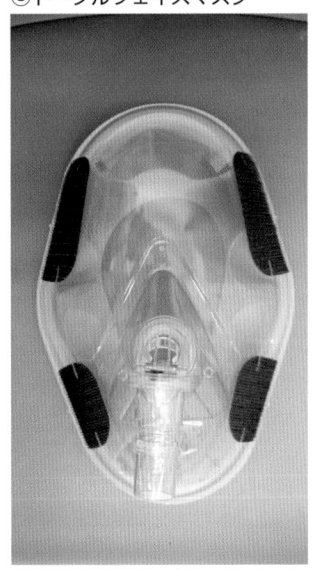

（株式会社フィリップス・ジャパン）

図2　さまざまなマスクの形状

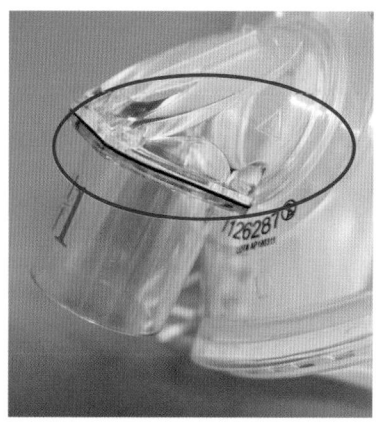

図3　回路接続部の破損
繰り返し使用することで、安全弁部分が破損する場合があります。

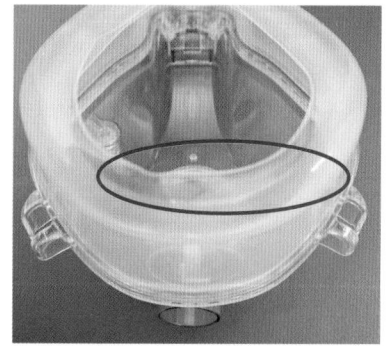

図4　劣化しているマスクフラップ
フラップが劣化すると密着が悪くなり、適切なフィッティングでもリーク発生の原因となります。

2. 加温加湿器にまつわるトラブル

　NPPVは乾燥した医療ガスが大量にマスクに供給されるため、口渇を訴える患者が多く、加温加湿が不可欠になります。しかし、加温加湿器はNPPV本体とは連動しておらず、電源を入れ忘れてもアラームは発生しません。そのため加温加湿器の電源を入れ忘れた場合には、患者の不快感が増強し忍容性が悪くなることがあります。また、加湿不足に

より痰が粘稠化し、気道閉塞をきたすことも考えられます。

　そして、大量の医療ガスを流すために、加湿用の注射用水の減りが速く空焚きになっている状態や、外気温の変動でマスク内や回路内に結露が溜まってしまう場合もあります。回路内の結露は作動上トリガー不良となる場合があるため、貯留した結露水は適宜廃棄する必要があります。

トラブル回避のポイント

☑ NPPV本体の電源コードを差し込むと同時に加温加湿器の電源コードも差します。使用中に加温加湿器の電源ランプが付いているかどうか確認します（図5）。

☑ 適切な加湿ができているかを評価します。マスク内が曇っているくらいが適切な加湿状態です。またNPPVを装着する患者は意識がはっきりしている場合が多く、患者に口渇がないか適宜確認します。意思疎通が得られない場合は口腔内の観察を行い、必要であれば加湿調整を適宜行います。

☑ 外気温との関係で回路内に結露が発生することがあります。ウォータートラップがあれば容易に回路内への水の貯留を防げますが、ウォータートラップがない場合は回路に気泡緩衝材を巻いて回路が冷えるのを防ぐこともできます。

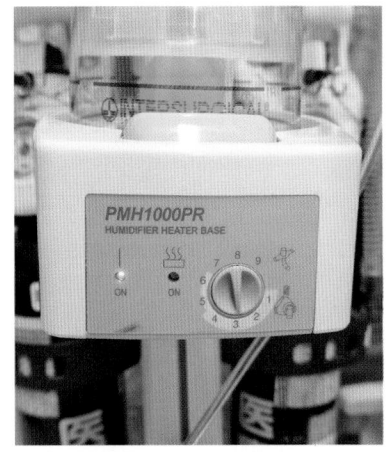

図5　加温加湿器の電源をチェックする

3. 装置セッティング時にまつわるトラブル

NPPV装置の多くはブロワー駆動となるため、圧縮空気を使用せず高圧酸素のみ必要となります。高圧酸素のみで駆動できるので酸素供給源さえあればどこでも使用できるメリットはありますが、装置の酸素パイピングを差し忘れても駆動できてしまうため注意が必要です。

酸素パイピングを差し忘れてしまった場合、装置上では警報が発生しますが、NPPV装着直後のあわただしい環境下では気づかない場合もあり、酸素濃度をどれだけ変更してもSpO_2が回復してこないという事態となります。

トラブル回避のポイント

☑ 装置を準備する際のチェックリストを作成します（表）。前述した加温加湿器の電源入れ忘れと同様に、機器関連のトラブルを防ぐためにはNPPV装着前の準備を不備がないように行う必要があります。そして "誰かがやると思ったから" を防ぐために医療従事者間でのコミュニケーションも重要となります。

☑ 装着後の観察も重要です。特に緊急でNPPVを装着した場合、現場は患者の状態把握が優先になります。装着後すぐにその場から離れるのではなく、患者の様子を観察するためにも15分程度は近くにいるようにします。その際に機器の警報を一度リセットし、警報の再発生がないか確認します。

表　使用前点検表の例

呼吸療法装置（NPPV／HFNC）				
機器 ID				
点検者		使用後点検日	年　　月　　日	
点検内容			使用前点検	
本体および電源コードに破損はありませんか？		☐	点検日	
電源は接続しましたか？		☐	年　　月　　日	
医療ガス配管は接続しましたか？		☐	点検者	
加温加湿器の電源は入れましたか？ 注射用水は接続されていますか？		☐		
患者接続デバイスは接続されていますか？ （NPPV／マスク HFNC／カニューレ）		☐		

よく出会う　トラブルシーン

1. マスク関連→マスクが顔面の中央に装着されていない

2. 加湿器関連→加温加湿器の電源が OFF になっている

3. 機器セッティング→酸素配管が奥まで差し込まれていない

ここに注目！

シーン 1

・マスクを外した際の患者の皮膚状態をチェックします。

・マスク装着中のマスクの位置・サイズ感をチェックします。

シーン 2

・定期的に加湿水の残量チェック⇒予備を室内に準備します。

・加温加湿器の電源をチェックします。

シーン 3

・酸素パイピングがアウトレットにしっかり接続できているか確認します。

・酸素供給圧低下アラームが発生していないか確認します。

それでもトラブルが起こってしまったら… 対処の鉄則 ✧

> **NPPV 装着中の患者に異変が見られたら**
> ・MDRPU が発生した際には、皮膚保護剤の貼付・マスク変更を検討します。
> ・患者状態を把握（乾燥度合い・痰詰まり）して、すぐに加湿水を補充します。
> ・酸素パイピングの差し直し後、バイタルサインをチェックして SpO_2 の回復が悪ければ
> 　一時的に酸素濃度の調整を医師へ依頼します。

4. 院内の専門チームに相談を

　MDRPU 発生への対応では、各施設で使用している材料が異なると思いますが、施設によっては褥瘡対策チームが配備されている場合もあるため、チームメンバーに相談するのもひとつの方法です。マスク変更に関しては、施設により準備できるマスクの種類に限りがあると思われるため、変更できるマスクの種類に関して呼吸療法サポートチームや臨床工学技士などに相談します。

　加温加湿器の電源入れ忘れや空焚きの状況では、患者の訴えや状況によりうがいや飲水、口腔ケアを実施します。また加湿されていない状態では、痰が粘稠化し気道閉塞につながる場合があるため、聴診で連続性副雑音がないか確認し、必要であれば排痰介助を行います[2]。

　酸素パイピングが接続されていない時間帯は供給酸素濃度（F_iO_2）が 21％ となり、SpO_2 が上昇しない状況が考えられます。酸素パイピング差し直し後に SpO_2 が回復しない場合は、一時的に F_iO_2 を上げることで改善するかを試みます。

引用・参考文献

1) 日本呼吸器学会 NPPV ガイドライン作成委員会編. "NPPV から見た急性呼吸不全". NPPV（非侵襲的陽圧換気療法）ガイドライン. 改訂第 2 版. 東京, 南江堂, 2015, 3.
2) 金子加代. "NPPV における患者観察のポイント". 人工呼吸トラブル対策 予測・対応と観察力の磨き方. 横山俊樹ほか編. 名古屋, 日総研出版, 2014, 113.

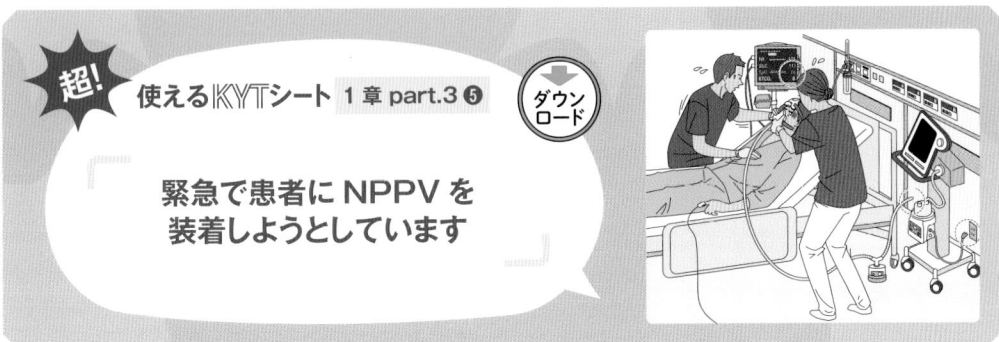

超! 使えるKYTシート 1 章 part.3 ❺　ダウンロード

緊急で患者に NPPV を装着しようとしています

06 【Part.3】NPPV

装着にまつわるトラブル
（電源忘れなど）

新古賀病院 臨床工学課 主任　**小西泰央**

1. 突然の作動停止

「作動停止」の早期発見と対応

人工呼吸器は日ごろから適切に点検を行っていても、突然作動停止してしまう可能性があります。「医療事故調査・支援センターが公表している医療事故の再発防止に向けた提言（第7号）」では、バッテリー切れによる作動停止の事例が報告されています[1]。

NPPVは、基本的に意識および自発呼吸がある患者に用いられますが、自発呼吸で保つことが困難な酸素化や換気に対して使用されるため、人工呼吸器が作動停止して早期に対応できない場合には重篤な状態に陥ります。このため、装置の作動停止時には早期発見と対応が求められます。

NPPVは呼吸不全の患者に使用され、バイタルサインも変動しやすいことなどから、集中治療室での管理が望ましいとされています。しかし、現実には一般病棟で管理せざるを得ない場面も発生します。一般病棟で管理する場合は、ナースステーションに一番近いところで行うことが望ましいでしょう。また、集中治療室などにおいても個室でNPPV管理を行う場合には、アラームに気づきやすい工夫が必要です。

作動停止で必ずアラームが鳴るとは限らない

人工呼吸器が何らかの原因で作動停止した場合、必ずしもアラームが発生するとは限りません。早期発見には、生体情報モニターのアラームが有用です。

生体情報モニターの中でもSpO2は一番簡便であり、有効なモニタリングとなるので、必ず装着するようにしましょう。そして、アラーム設定値を確認して異常状態を早期に検出できるようにします。心電図モニタリングも必須ではありますが、心電図のみでは早期発見とはならない可能性が高いので注意しましょう。

近年、NPPVでもEtCO2をモニタリングできるデバイスや経皮血中ガス分析装置もあります。これらを用いることで早期発見が期待できます。人工呼吸器は機種によってはベッドサイドモニターと連結可能なものがあります。連結した場合には、人工呼吸器のアラームが発生した際や換気停止時、作動停止時に、ベッドサイドモニターを介してセントラルモニターに情報が伝わり、早期発見ができるようになります（図1）。

装置自体に問題が発生している可能性

作動停止を発見したら、まずはスタッフコールを行って人を集めます。次に患者からNPPVマスクを外し、高流量酸素を流したバ

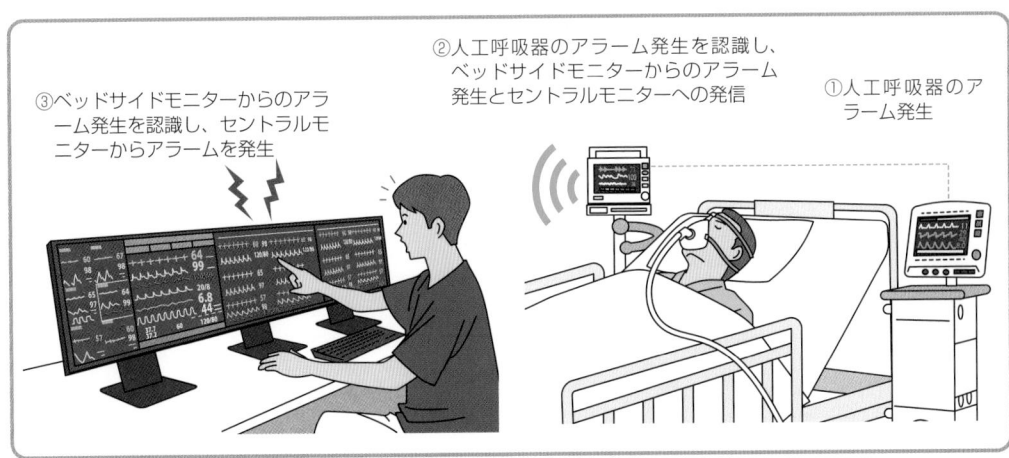

図1　人工呼吸器とベッドサイドモニターの連結

ッグバルブマスクでの用手換気を速やかに開始します。重篤な状態であれば、院内の基準に従った緊急コールでスタッフを集める必要があります。

また、作動停止時には装置に問題が生じている可能性があります。人工呼吸器の交換が必要となるため、担当の臨床工学技士にも連絡します。

早期対応のためにも、バッグバルブマスクと酸素流量計はベッドサイドに準備しておきましょう。確実に準備できるように、チェックシートに項目を設けるとよいでしょう。

トラブル回避のポイント

☑ 生体情報モニタリングを行います。
☑ 人工呼吸器とベッドサイドモニターを連結させます。
☑ 人工呼吸器や生体情報モニターのアラーム音が確認しやすいところで管理しましょう。

2. 装着時電源入れ忘れ・換気開始忘れ

着脱が容易であるがゆえのリスク

NPPVは着脱が容易であり、食事や気管吸引などでNPPVを外す場面も多く、装着時の電源入れ忘れや換気開始忘れなどのリスクが発生します。「医療事故の再発防止に向けた提言（第7号）」では、装着時換気開始忘れの1事例が報告されています[1]。

この事例では生体情報モニターを使用しておらず、朝の訪室まで患者の状態は確認できていません。装着時における電源入れ忘れおよび換気開始忘れでは、人工呼吸器からのアラーム発生が困難であり、患者への生体情報モニターの装着が必須となってきます。

食事や気管吸引などで一時作動停止後にマスクを装着した際は、胸郭の上がりかたなどと人工呼吸器の作動状況を併せて確認し、SpO_2などバイタルサインの確認を行います。また、これらをチェックシートに記載する

と、トラブル回避により効果的です**（図2）**。チェックシートの内容は関連学会や「医療事故の再発防止に向けた提言（第7号)」[1]に掲載されているので、自施設にチェックシートがなければ参考にするとよいでしょう。

人工呼吸器の機種によっては、換気を一時停止させマスクを再装着することで換気が自動復帰する機能を有したものもあります。自施設の人工呼吸器を確認して、機能があれば活用してみましょう。

移送後の生体情報モニターの装着忘れ

NPPVを外して患者を移送した後では、生体情報モニターの装着忘れも考えられます。生体情報モニターを装着せずにいると、換気開始忘れやその他の人工呼吸器トラブル、バイタルサインの変化に気づかないままとなってしまう危険性があります。移送先へ到着したら、生体情報モニターを装着してからNPPVを開始して、胸郭の上がりかた、人工呼吸器の作動状況、SpO_2などの確認を行うようにしましょう。

早期発見のためには、作動停止時と同様に生体情報モニターの装着、人工呼吸器や生体情報モニターのアラーム音が確認しやすいところでの管理が基本となります。ただし、人工呼吸器とベッドサイドモニターとの連結は、一時的な換気停止時には有用であるものの、食事を行うなど一定時間換気を停止させる場合に換気開始忘れなどを防止することは困難となるので注意が必要です。

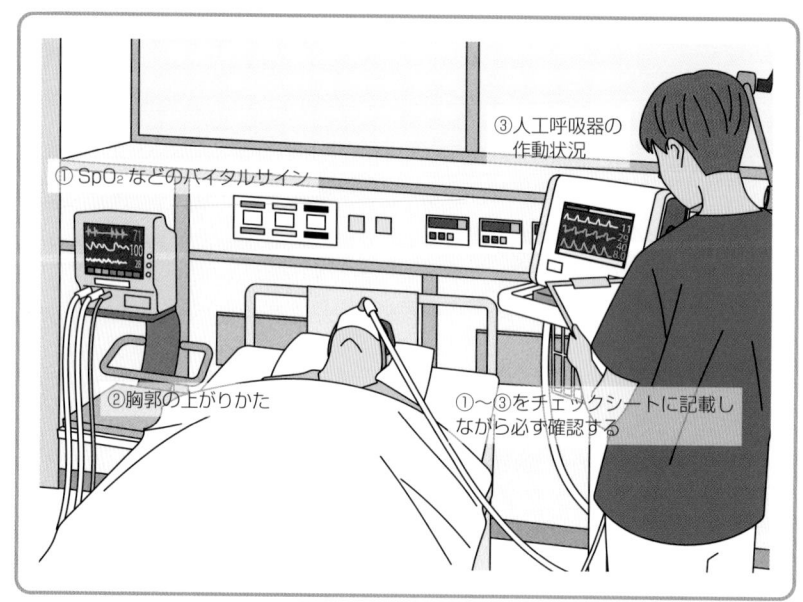

①SpO_2などのバイタルサイン
②胸郭の上がりかた
③人工呼吸器の作動状況
①〜③をチェックシートに記載しながら必ず確認する

図2　チェックシートで確認

トラブル 回避 のポイント

- ☑ マスク装着時に胸郭の上がりかたなどと人工呼吸器の作動状況を併せて確認しましょう。
- ☑ マスク装着時に SpO₂ などのバイタルサインも確認しましょう。
- ☑ 上記内容をチェックシートに記載します。
- ☑ 人工呼吸器の一時換気停止機能を活用しましょう。
- ☑ 人工呼吸器とベッドサイドモニターを連結させます。

それでもトラブルが起こってしまったら… **対処の鉄則** ✨

作動停止を発見したら／装着時電源入れ忘れ・換気開始忘れを発見したら
・スタッフコールを行って人を集めます。
・バッグバルブマスクなどの用手換気に切り替えます。

3. バッグバルブマスクと酸素流量計を準備

　作動停止時も、装着時電源入れ忘れ・換気開始忘れも、発見したら同様の対応を行いましょう。人工呼吸器は操作忘れによるものになるので、基本的には交換は必要ありません。早期対応のため、バッグバルブマスクと酸素流量計を準備しておきましょう。

引用・参考文献

1) 日本医療安全調査機構（医療事故調査・支援センター）. 医療事故の再発防止に向けた提言 第 7 号：一般・療養病棟における非侵襲的陽圧換気（NPPV）及び気管切開下陽圧換気（TPPV）に係る死亡事例の分析. https://www.medsafe.or.jp/uploads/uploads/files/teigen-07.pdf［2022. 9. 19］

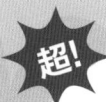 **超!** 使える**KYT**シート 1章 part.3 ❻ ダウンロード

マスクを装着してすぐに次の患者のもとへ行こうとしています

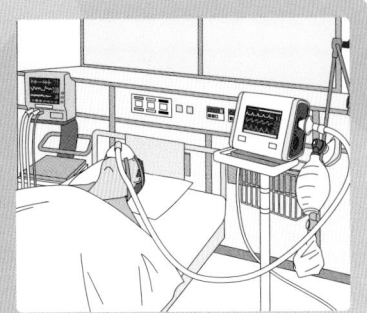

【Part.4】人工呼吸器

体位変換にまつわるトラブル
（事故抜管、迷入など）

青梅市立総合病院 救命救急センター 集中治療室 主任／集中ケア認定看護師　**釼持雄二**

1. 気管切開チューブの逸脱・迷入

逸脱・迷入はなぜ起こるのか

　気管切開孔形成から瘻孔形成まで（2週間）は、気管切開チューブのずれに注意が必要です。瘻孔ができるまでの間に気管切開チューブの位置がずれ、瘻孔が狭窄するなどといった理由で逸脱（気管切開チューブが抜ける）した場合、再挿入が困難となります（図1、表1）。いったん逸脱したチューブを再挿入すると、組織内に迷入してしまいます。

どんなときに注意すべきか

　逸脱・迷入が起こりやすいのは、体位変換時、体動時、咳嗽時などです。

● **逸脱・迷入している場合の主な所見**
　・人工呼吸中に低換気アラームあり
　・SpO_2 低下
　・胸郭挙上なし
　・吸引カテーテルを挿入できない

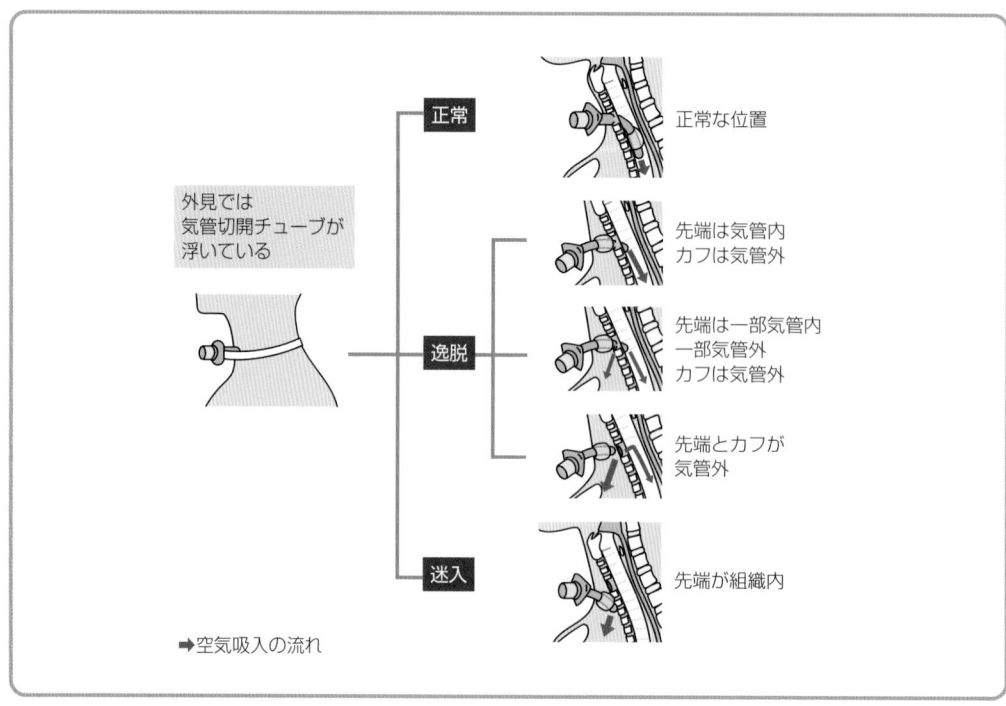

正常
外見では気管切開チューブが浮いている
逸脱
迷入
➡空気吸入の流れ

正常な位置
先端は気管内 カフは気管外
先端は一部気管内 一部気管外 カフは気管外
先端とカフが気管外
先端が組織内

図1　気管切開チューブが正しく挿入されていない（逸脱・迷入している）ケース
（文献1を参考に作成）

表1　気管切開チューブの再挿入が困難な理由

・皮膚の孔からは、気管切開チューブの先端と気管の孔の位置を視認できない
・気管孔はチューブがやっと入るぐらいの大きさで、一度抜けるとチューブ先端を気管孔に正確に一致させることは難しい
・皮膚の孔と気管孔の位置関係が体位によりずれる場合がある
・皮膚と気管の間に距離がある場合、皮膚の孔と気管孔の間の道が確立されておらず、チューブが抜けると先端が気管外に進んでしまう
・チューブはL字型になっているため、正確に気管孔の方向に向けることは困難
・チューブは硬素材であり、挿入時、容易に気管外の組織の中に入ってしまう

トラブル回避のポイント

〈気管切開チューブが逸脱しないように〉

☑ 気管切開チューブのカフ圧や、固定が緩んでいないか（4カ所の皮膚縫合の有無、ひも固定の強度確認）は定期的なチェックが必要です。

☑ 回路の重みで引っ張られていないかなど、定期的に確認します。

☑ 体位を調整する前後には、気管切開チューブの固定状態を確認しましょう。

☑ 体位調整は2名以上で、役割を決め、声掛けしながら行いましょう。

☑ 人工呼吸回路を保持し、過度の張力がかからないようにしましょう。

☑ 体位調整前後には、人工呼吸器の動作状況を確認しましょう。

2. 気管切開チューブが抜けてしまったら

再挿入は重大な合併症を招く

　前述したように、気管切開後2週間以内は瘻孔が形成されていないため、気管切開チューブが逸脱すると再挿入が困難です。あわてて無理に押し込むと、気管切開チューブが皮下に迷入し、皮下気腫や縦隔気腫など重大な合併症を招くおそれがあります。

トラブル回避のポイント

☑ 救急カートを準備します。

☑ 自発呼吸があれば、気管切開孔を手で塞いで、下顎を挙上して気道を確保し、酸素を投与します（気管切開部または口・鼻から）。

☑ 自発呼吸がなければ、気管切開孔をガーゼなどで覆って手で塞ぎ、下顎を挙上してバッグバルブマスクで換気します。

☑ 準備ができたら、経口で気管挿管を行います。または、気管切開をやり直します。

3. 気管切開チューブが閉塞してしまったら

閉塞を防ぐために確実な加温加湿を

　気管切開部がすぐに塞がることがあるので、吸引カテーテルなどを気管切開チューブ挿入部位に入れておくことがあります。気管切開孔からの出血が痰と混ざると、閉塞リスクが高くなります。

　閉塞を防ぐためには確実な加温加湿が必要です。よくある誤解として、「酸素流量計に水を入れておけば加湿はOK」という思い込みがあります。これは、加温をしなければ加湿にならないので十分ではありません。また、人工鼻をつけた状態でさらに加湿を行う際も、酸素流量計に水を入れてはいけません。

●痰がある場合の主な所見

視診	・努力呼吸
	・胸鎖乳突筋発達
	・陥没呼吸
触診	・ラトリング（胸壁振盪）
聴診	・クラックル（気管中枢側に痰）
	・ロンカイ（気管末梢側に痰）

●閉塞から開通時の所見

・吸引カテーテルが気管切開チューブの先端を越えて挿入できる。

・吸引カテーテルによる吸痰や咳嗽反射が確認できる。

　これらが確認できない場合、気管切開孔からの再挿入に固執せず、経口でのバッグバルブマスクによる換気を行い、加えてカフエアを抜く、もしくは経口挿管に切り替えます。

トラブル回避のポイント

☑ 気管切開チューブからの換気困難で吸引カテーテルが挿入できない場合などは、バッグバルブマスクなどで無理に送気してはいけません！ 無理に気管切開チューブから送気した場合に起こり得ることに、皮下気腫、縦隔気腫、緊張性気胸、死亡が挙げられます。

よく出会う トラブルシーン

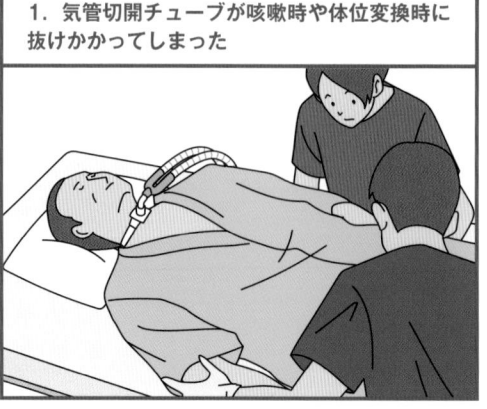

1. 気管切開チューブが咳嗽時や体位変換時に抜けかかってしまった

シーン 1

・体位調整時のポイント（図2）を意識して実施しましょう。

　①回路をずらす側に寄せる。

　②2名で同時に下半身をずらす。

　③ずらす側の施行者が片手で気管切開チューブを支え、もう片方の手で上半身を支える。

　④反対側の施行者と声を掛け合いながら上半身をずらす。

・実施後は、人工呼吸器の動作状況を確認しましょう。

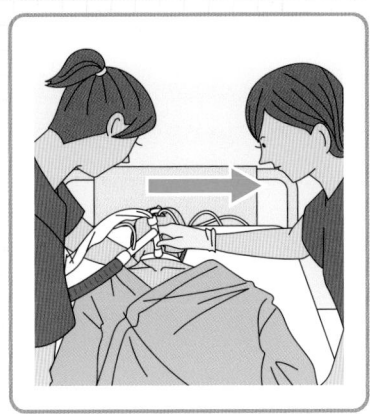

図2　体位調整時のポイント

それでもトラブルが起こってしまったら… 対処の鉄則 ✦

対応例：人工呼吸中に低換気アラームあり

SpO₂低下

↓

胸郭挙上なし

↓

吸引カテーテルを挿入できない

↓

経口からバッグバルブマスクで酸素投与（気管切開チューブカフエアを抜く）

引用・参考文献

1）日本医療安全調査機構：医療事故調査・支援センター．気管切開術後早期の気管切開チューブ逸脱・迷入に係る死亡事例の分析（2018年6月）：医療事故の再発防止に向けた提言（第4号）．https://www.medsafe.or.jp/uploads/uploads/files/teigen-04.pdf [2022.10.9]

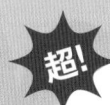

使えるKYTシート 1章 part.4 ❼

ダウンロード

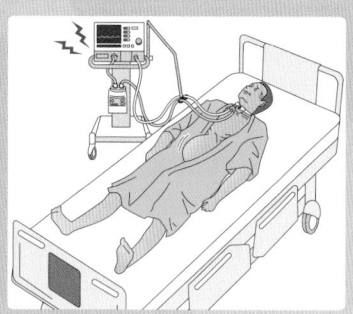

体位変換後、
患者が苦しそうにしています

08 体位変換にまつわるトラブル
（ルート抜去、スキントラブル）

大垣市民病院 看護部 呼吸器内科・消化器内科病棟　主任／慢性呼吸器疾患看護認定看護師
齋藤修平

1. ルート抜去

人工呼吸器管理中の患者では、鎮痛・鎮静薬投与のため末梢、中心静脈ルートなどさまざまな点滴ラインを挿入していることがあります。また、管理する部署によっては末梢ルートだけではなく、動脈ライン、カテーテル、ドレーンなどさまざまなルート類を挿入しています。体位変換ではルートが抜けたり、屈曲したり、閉塞してしまう危険性があります。生命に関わるアクシデントにつながる可能性があることを十分に意識した上で体位変換を実施しなければいけません。管理するルートが多くなれば体位変換時にルート抜去してしまう危険性も高くなります。体位変換前の観察を行い、安全に体位変換を実施することが重要です。

トラブル 回避 のポイント

① 患者の動きに合わせて呼吸器回路やルート類の位置を変更します。

② 体位変換後はルート類の位置や屈曲がないかを確認するだけでなく、固定や緩みがないか確認して、体位変換だけに夢中にならないように全体を見ることが大切です。

③ 発熱のある患者では汗が出やすいため、固定テープが剥がれやすくなることを意識した上で剥がれにくいテープまたは固定方法の検討を行います。

④ 医療者によるルート抜去の可能性もあるため、ルートを引っ掛けないよう注意します。

⑤ リスクが伴うと判断した場合には、より多くの人を集め、安全に実施できるよう調整します。

⑥ ルートにゆとりがあるか確認し、どこからどのようなルートが存在しているのかを確認して、固定状況を確認します（図1）。

⑦ チームで共有して、ルート類の計画外抜去に注意を払いトラブルがあれば対応できるよう役割分担と連携を行います。

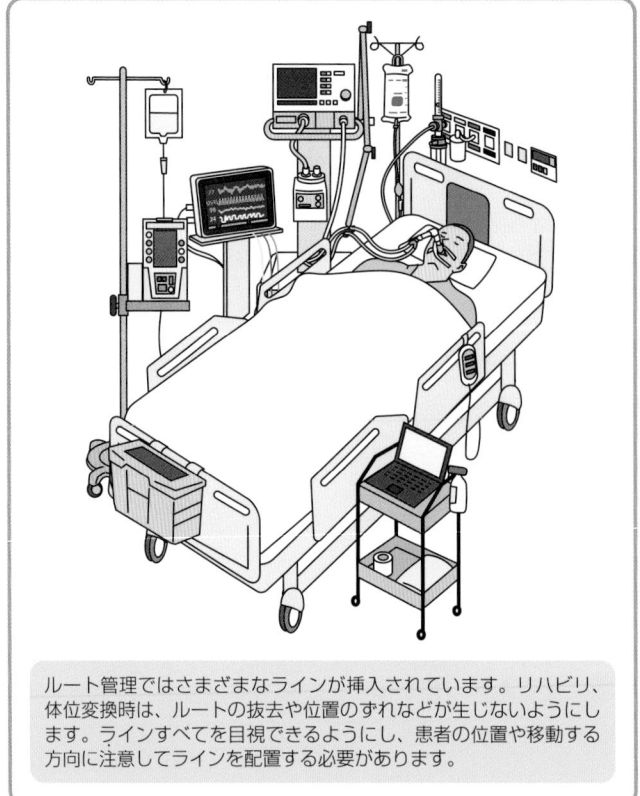

ルート管理ではさまざまなラインが挿入されています。リハビリ、体位変換時は、ルートの抜去や位置のずれなどが生じないようにします。ラインすべてを目視できるようにし、患者の位置や移動する方向に注意してラインを配置する必要があります。

図1　人工呼吸器管理中の重症患者の主なルート類

よく出会う　トラブルシーン

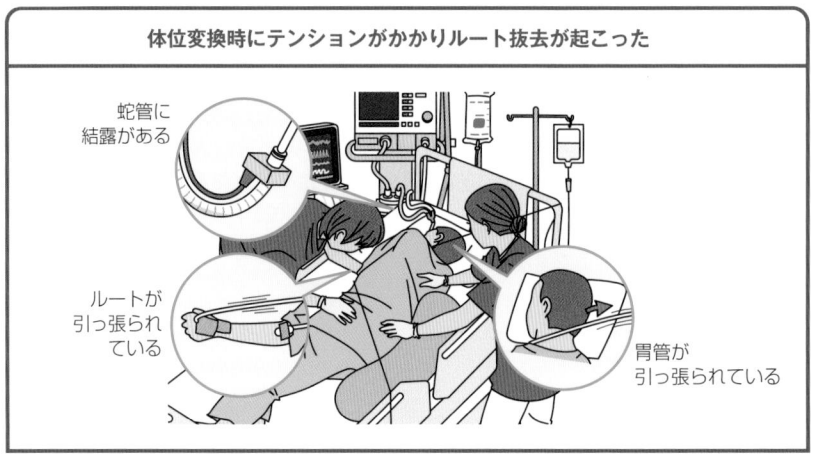

体位変換時にテンションがかかりルート抜去が起こった

蛇管に結露がある

ルートが引っ張られている

胃管が引っ張られている

①体位変換時の役割分担ができていません。

②ルートにテンションがかかってしまっていることに気付いていません。

③挿管チューブにばかり目がいってしまっています。

④蛇管内に結露が溜まっています。気管に流れ込むことで咳嗽が出現してしまいます。

トラブル回避のポイント

① 各種どのようなルートがあるか把握しておき、体位変換時に抜去しないよう役割を分担して複数名で実施します。

② 患者を観察するスタッフ、動作を介助するスタッフに分かれ、ここでは動作を介助するスタッフがルートの管理と調整を行います。

③ 咳嗽反射で手足が大きく動く危険性があるため、あらかじめ蛇管内の結露は除去しておきます。医師、臨床工学技士の協力も得ることでより安全に実施できます。

④ ラインなどが引っかからないかよく観察し、あらかじめ点滴台やドレーンバッグなどを移動しておきます。

⑤ ルートの計画外抜去を予防する目的でのルート固定では、観察しやすいこと、確実な固定、異常時に早期発見できることをアセスメントして、シーネ固定を行うなどの工夫も必要です。

それでもトラブルが起こってしまったら… 対処の鉄則

①再挿入の必要性を医師にコンサルトする。

②患者に必要性を説明して再挿入する。

③抜去ルート管理への配慮。

④ルート抜去につながった原因を考え振り返る

　患者がチューブ類を自己抜去するのは、体動が激しい時ばかりとは限りません。なぜ抜くのか、どうした時に抜くのか、どういったら抜かれなかったのかという事例を参考にして検討する必要があります。患者要因と看護管理上の要因の双方を考えるべきです。また、本当にそのルートが必要なのか検討することは、チューブ抜の危険性を減らすことにつながります。まずはテンションがかからない状態を作り、適切な固定を行うことが重要です。計画外抜去（自己抜去、自然抜去）とならないように、テンションのかかりにくい固定状況になっているか確認する必要があります。

　事故抜去により薬剤が中断されることで、血行動態の変化やさらには生命の危機的な状況を引き起こす危険性があります。素早い判断と対応が必要となります。また、抜けかけであってもすぐに対応しなければなりません。中心静脈カテーテルの抜去であれば、先

端位置の確認、昇圧薬投与の有無、昇圧薬を投与できるルートを確認する必要があります。

2. 体位変換におけるスキントラブル

人工呼吸器管理が必要な重症患者では、チューブやルート類が多く挿入され、体位変換時にはチューブやルート類が皮膚を圧迫することで皮膚障害を起こします。このような患者は生体への侵襲による影響から皮膚が脆弱であることが考えられます。体位変換を実施した場合は、同一部位への圧迫や医療機器関連圧迫創傷（MDRPU）が起こりやすい状態にあることを意識する必要があります。また、体位変換時は粘着性固定テープ、固定器具、表皮剥離、びらん、潰瘍などさまざまな障害も考えながら実施しなければいけません。さらには、チューブ類にテンションがかかることで患者の身体の上から締めつけてしまいつながりスキントラブルにつながる危険性があることを考え、体位変換時にはMDRPU予防に努める必要があります。

よく出会う トラブルシーン

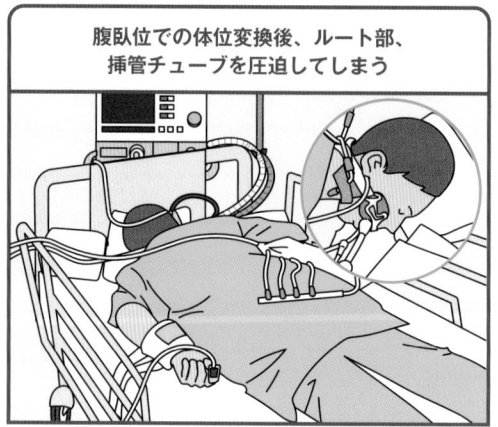

腹臥位での体位変換後、ルート部、挿管チューブを圧迫してしまう

トラブル回避のポイント

① ルート類にテンションがかからないようルートに余裕をもたせます。
② チューブ固定では圧迫がかからないよう固定器具を活用します。
③ 体位変換後には接触部位の圧迫の有無や、ルート類の巻き込みがないか確認をします。できる限りコード、ルート類は頭側の肩側にまとめます。
④ 皮膚を観察し、スキントラブル発生リスクの有無をアセスメントする必要があります。

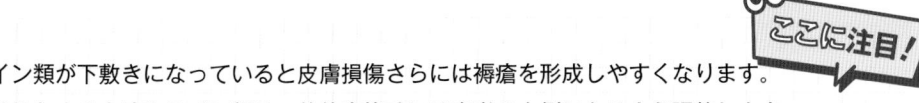

①ライン類が下敷きになっていると皮膚損傷さらには褥瘡を形成しやすくなります。

②持続投与する点滴やライン類は、体位変換時には患者の上側になるよう調整します。

③分泌物は除去できているか、分泌物対策はできているか確認をします。

④医療機器の観察だけではなく、寝衣、リネン類にも注意を払います。

⑤体位変換後には圧迫部位を観察します。

体位変換時のスキントラブルの発生要因

・長時間の同一体位保持による圧迫

・浅い鎮静による自己体動でずれ、摩擦が発生

・シーツ、枕、クッションのしわ

・気管内チューブによる口唇の圧迫

・チューブ、ライン類による圧迫

・下側の皮膚の脆弱性や浮腫

・吐物、唾液などの付着

トラブル回避のポイント

① 人工呼吸器の直接ルート類、コネクターが皮膚の下敷きになる場合にはガーゼなどで包み、皮膚損傷を予防します。

② 体位変換後は、チューブ、ライン類による圧迫がないか確認します。

③ 浮腫が発生している場合には、圧迫やずれによる皮膚障害を起こしやすくなっています。1〜2時間程度の間隔で徐圧を行う必要があります。

④ 寝衣、リネン類のしわ、湿潤、摩擦性、厚み、フィット性、肌触り感の確認を行い、刺激にならないよう調整をします。

それでもトラブルが起こってしまったら… 対処の鉄則

①スキントラブルが起こってしまった場合は、原因のアセスメントを行い対策の検討を行いましょう。

②適切な処置、評価方法、今後の対策についても皮膚・排泄ケア認定看護師や皮膚科医師と回診を行い議論することも重要です。

引用・参考文献
1) 寺田尚弘ほか. 体位呼吸療法の合併症と問題点. 呼吸器ケア. 7 (6), 2009, 51-5.
2) 日本呼吸療法医学会 人工呼吸中の鎮静ガイドライン作成委員会. 人工呼吸中の鎮静のためのガイドライン. 人工呼吸. 24 (2), 2007, 146-67. http://square.umin.ac.jp/jrcm/contents+guide/page03.html [2022. 10. 6]
3) 道又元裕. ICUナースのカテーテル管理 根拠・経験値＋Q&A. 名古屋, 日総研出版, 2013, 140p.
4) 道又元裕. 重症患者のアセスメントとベストプラクティス. 名古屋, 日総研出版, 2019, 255p.
5) 道又元裕. 写真で見るICU患者の体位管理マニュアル. 名古屋, メディカ出版, 2009, 190p.
6) 木下桂子ほか. 人工呼吸器・気管切開まるわかり. 東京, 照林社, 37-47.

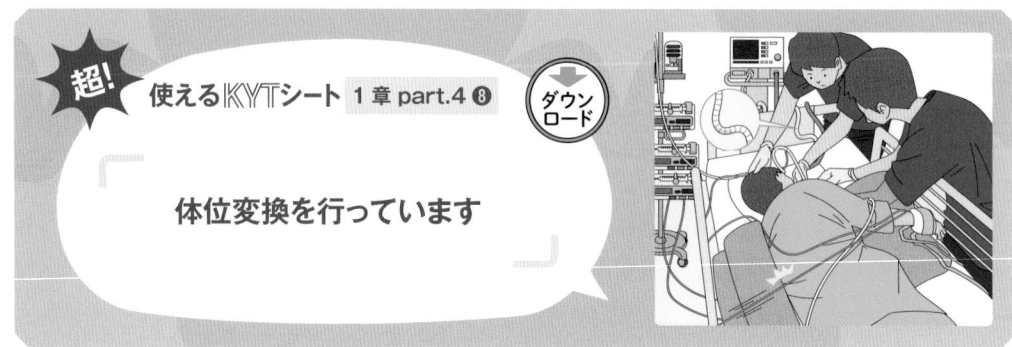

超! 使えるKYTシート 1章 part.4 ❽

ダウンロード

体位変換を行っています

09

計画外抜去にまつわるトラブル
（浅い鎮静による抜去）

大垣市民病院 看護部 呼吸器内科・消化器内科病棟　主任／慢性呼吸器疾患看護認定看護師
齋藤修平

1. 浅い鎮静による計画外抜去

人工呼吸器管理中の患者は、気管チューブや点滴、胃管ルート、膀胱留置カテーテルの挿入など非日常的な環境下に置かれています。呼吸そのものに苦痛が生じるため、計画外抜去につながる可能性があります。患者サイドから離れる際には、適切に鎮静評価を行い、鎮静の深度、必要性について検討しなければなりません。

苦痛を強いられている患者には、苦痛を緩和して治療を継続するため鎮静が必要不可欠となります。浅い鎮静では、不安やストレスの増大により不穏状態を引き起こし、快適性や安全の確保ができない状況にもつながります。もちろん苦痛が強ければ、計画外抜管の原因ともなることを考えて対応していかなければなりません。

トラブル回避のポイント

① いかにうまく痛み・不穏・せん妄を管理するかが重要です。
② 訪室した時だけ観察するのではなく、タイムリーな観察や評価が重要です。
③ 浅い鎮静において、患者の力を引き出しながら、患者と協働して看護実践を組み立てることも必要です。
④ 鎮静の評価には、RASS、SAS、Ramsay 鎮静スケールなどがあります。PAD ガイドラインでは RASS か SAS での評価が推奨されています。医師やスタッフと患者の鎮静目標を共有することが大切となります。当院では RASS（図 1）を使用して評価を行っています。

図1　RASS

スコア	用語	説明	
＋4	好戦的な	明らかに好戦的な、暴力的な、スタッフに対する差し迫った危険	
＋3	非常に興奮した	チューブ類またはカテーテル類の事故抜去、攻撃的な	
＋2	興奮した	頻繁な非意図的な運動、人工呼吸器ファイティング	
＋1	落ち着きのない		
0	意識清明な 落ち着いている		
−1	傾眠状態	完全に清明ではないが、呼びかけに10秒以上の開眼およびアイ・コンタクトで応答する	呼びかけ刺激
−2	軽い鎮静状態	呼びかけに10秒未満のアイ・コンタクトで応答	
−3	中等度鎮静状態	呼びかけに動きまたは開眼で応答するがアイ・コンタクトなし	
−4	深い鎮静状態	呼びかけに無反応、しかし身体刺激で動きまたは開眼	身体刺激
−5	昏睡	呼びかけにも身体刺激にも無反応	

よく出会う　**トラブルシーン**

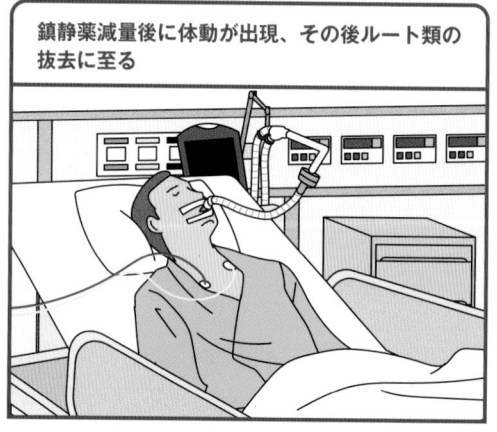

鎮静薬減量後に体動が出現、その後ルート類の抜去に至る

①鎮静薬の減量後は急な体動の出現を予測しなければいけません。

②身体抑制を実施している場合は必要性をタイムリーに評価しましょう。

③ミトンや抑制帯の有効な使い方やチューブ、ルート類の固定法に問題ないのか確認して計画外抜去の予防に備えましょう。

④ベッドサイドを離れる際はスタッフに声を掛け急な体動出現時に備えることも必要です。

⑤事前に鎮痛状態を確認しておく必要があります。適切な鎮痛管理が行われていない場合での浅い鎮静管理ではせん妄のリスクにつながります。

⑥体動が激しい場合は、上半身を前屈させ乗り出す危険性もあることも予測しておく必要があります。

トラブル回避のポイント

① せん妄が出現している場合では、鎮静薬を減量する前に十分なアセスメントを行います。痛みが原因であることも考える必要があります。

② 興奮している患者であれば、一人で対応せず応援要請を行い、安全に対応します。決して一人で対応しないことが重要です。

③ 鎮静の目的は、患者の不安感を和らげ、快適さを確保することであり、「眠らせること」ではないことを十分理解しておかなければなりません。

④ 気管挿管されている患者は苦痛があるものと判断し、鎮痛薬の投与を行うことも必要となります（PAD ガイドラインでも推奨）。

⑤ 患者に適した鎮静管理を行うためには、客観的な評価ツールを用いて鎮静評価を行い、同時にせん妄の評価や痛みなど、患者に苦痛をもたらす原因が潜んでいないか同時に評価することが必要となります。

それでもトラブルが起こってしまったら… 対処の鉄則

①気管チューブの計画外抜去があれば、すぐに応援を求め、医師への報告、救急カートと再挿管の準備を行います。自発呼吸が十分あるか確認し、自発呼吸がなければ気道確保を行い、バックバルブマスクで用手換気を行います。自発呼吸が十分あれば、酸素マスクにて酸素投与を行い、医師の到着を待ちます。

②挿入ルートの抜去では刺入部の止血を行い、再挿入の確認を行います。

③患者の状態を適切に評価するとともに、身体拘束・鎮静を含めた再抜去予防を適切に行う必要があります。

④せん妄があるから抑制を外さないのではなく、それ以外のリエゾン的な介入などの対策を検討する必要があります。

　抜去を起こしやすい患者は、せん妄や意識障害のある患者、何度も自己（事故）抜去する患者、不穏のある患者、認知症患者、チューブ・ルート類挿入の必要性を理解していない患者などです。スケールを用いて、適切な鎮静レベルかをタイムリーに評価することこそが計画外抜管の予防につながることを意識しましょう。

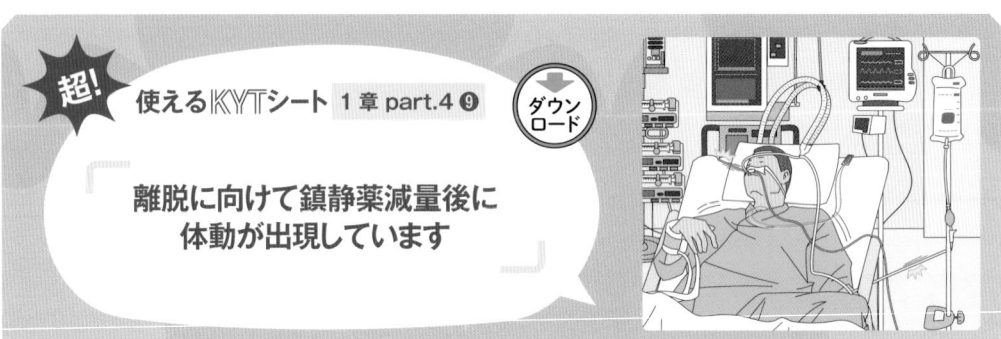

超! 使えるKYTシート 1章 part.4 ❾

ダウンロード

離脱に向けて鎮静薬減量後に
体動が出現しています

⑩ 【Part.4】人工呼吸器

作動停止にまつわるトラブル

公立陶生病院 臨床工学部　**野堀耕佑**

1. 人工呼吸器内部のシステムエラー

機器内部異常（異音、作動停止）

　院内で使用される生命維持管理装置をはじめ、どれほど精密な機械であっても、内部異常を起こさないという保証はありません。人工呼吸器本体から異音がする場合、機械交換を視野に入れながら対応し、機器エラーに関するアラームが画面上またはアラーム履歴上に示されていないかを確認する必要があります（図1）。

　内部異常の前兆はない場合が多く、原因特定は非常に難しいため、場合によってはリコールになるケースもあります。内部異常が発生した場合、画面がブラックアウトして作動停止することもあるため、すぐに患者の換気を用手換気に切り替えられる環境を整えておくと共に、緊急事態を踏まえたマニュアルの作成およびシミュレーショントレーニングを行うなど、事前の確認・対策を施すことが重要です。

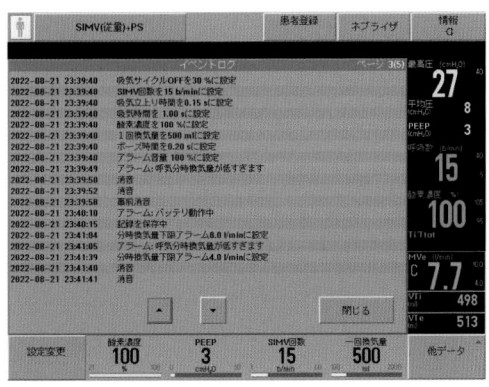

図1　エラーメッセージ表記（アラーム履歴）

トラブル回避のポイント

☑ 人工呼吸器からいつもと違った音がないか確認しましょう。
☑ 人工呼吸器のアラーム表示欄およびアラーム履歴にエラーメッセージが表記されていませんか？

2. 人工呼吸器の電源エラー

電源挿し忘れ、停電などの電源供給不足

　人工呼吸器の電源挿し忘れ、地震などの大規模災害や異常気象による停電では、人工呼吸器への電源供給が断たれ、人工呼吸器が作動停止する危険があります。停電の場合、病院内で人工呼吸器に使用される電源は一般非常電源もしくは瞬時特別非常電源を用いることが多いため、長時間の停電でも作動停止する危険性は低いです（図2）。

　現在、各施設で使用されている人工呼吸器の多くは内部バッテリーを搭載し、バッテリー作動時間が表示される機種もあります（図3）。内部バッテリーは、あくまで電源供給再開までの一時的な補助手段です。よって早急な電源確保が必要です。また、内部バッテリーは経年劣化するため、機器管理の上で定期的な交換が必要です。

	商用電源	一般非常電源	臨時特別非常電源
	院内すべての電力負荷への供給を行う	停電時、自動的に自家発電設備へ切り替えられる	停電時、CVCFより電力が供給され停電を防ぐ
電圧確立時間（立ち上がり時間）	商用電力の再受電完了まで	40秒以内	0.5秒以内
設置場所	病棟	病棟	ICU、NICU、手術室

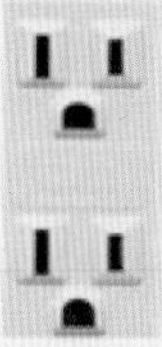

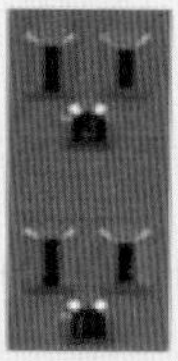

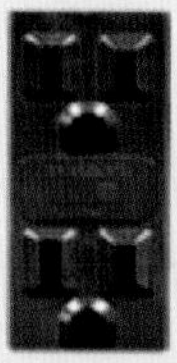

図2　病院内の電源の種類

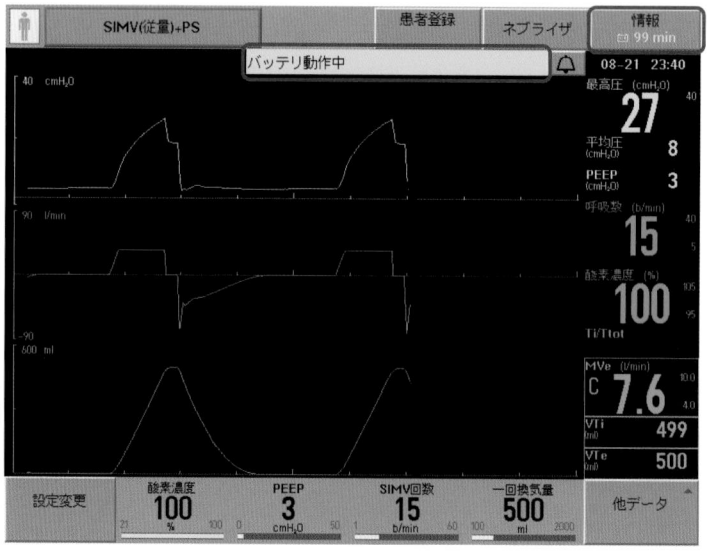

図3　バッテリー作動時間表記（サーボ使用）

□ 定期的なバッテリー交換を行いましょう。

□ 人工呼吸器使用前に主電源が点灯し、決められた電源にプラグが接続されているか、確認するためのチェックリストを作成しましょう。

3. 医療ガス供給停止

医療ガス供給不足

人工呼吸器は、設定された換気量もしくは吸気圧で医療ガスを患者の肺に供給し、ガス交換を行います。基本的に医療ガスは酸素と空気を必要としますが、機種によっては配管からではなく、人工呼吸器周囲の空気を取り込むものもあります（ブロワータイプ）。このタイプであれば、酸素配管さえあれば人工呼吸管理を行うことができます。

しかし、医療ガスの供給圧力が低下もしくは停止すると、人工呼吸器が作動停止してしまうものもあります。その原因には、医療ガス配管設備の配管端末器（アウトレット）（図4）の接続不良・接続忘れ、配管端末器の不具合、シャットオフバルブの作動（図5）、大規模災害による医療ガス供給圧の低下が考えられます。

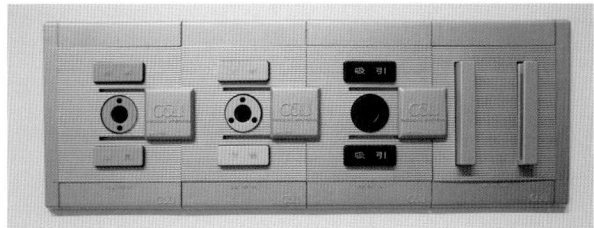

図4　医療ガス配管設備の配管端末器（アウトレット）

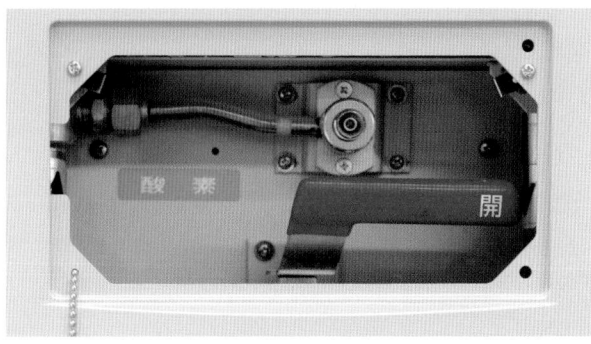

図5　シャットオフバルブ

トラブル回避のポイント

☑ 人工呼吸器使用前に酸素および空気配管が接続されているか、確認するためのチェックリストを作成しましょう。

☑ 酸素ボンベで用手換気できる環境を整えましょう。

よく出会う トラブルシーン

1. 人工呼吸器からの異音	2. 人工呼吸器の作動停止

ここに注目！

シーン1

・人工呼吸器使用前にテスト肺に接続して駆動させた際、異音やアラームの表示がなく駆動しますか？

シーン2

・人工呼吸器の電源プラグが所定の場所に挿さり、AC電源接続ランプが点灯していますか？

・酸素・空気配管が接続されていますか？

・緊急時に備え、バッグバルブマスクなど用手換気が用意されていますか？

それでもトラブルが起こってしまったら… 対処の鉄則

人工呼吸器から異音がしたら

・人工呼吸器のアラーム表記もしくはアラーム履歴を確認します。

・予備の人工呼吸器の準備を行います。

人工呼吸器が作動停止したら

・用手換気を行い、患者の換気確認およびバイタルサインに変動はないか確認します。

4. ただちに患者の換気を確保

　人工呼吸器の作動停止は、人工呼吸器の目的である患者の換気の維持、酸素化の改善、呼吸仕事量の軽減ができなくなることです。これは非常事態であり、発見・遭遇した場合はすぐに患者の換気を確保することが第一優先です。

　人工呼吸器周辺には必ず、緊急時に備えジャクソンリースやバッグバルブマスクなどが配備されているため、日頃から使用方法を確認しておく必要があります。また、予備の人工呼吸器の手配を迅速に行うことも重要です。注意点として、長期的なジャクソンリースやバッグバルブマスクなどの手動換気では、患者の病態によっては気胸や二酸化炭素の再呼吸につながる可能性もあります。

引用・参考文献

1）横山俊樹ほか編. 岡本和文ほか監修. 人工呼吸トラブル対策. 名古屋, 日総研出版, 2014, 184p.

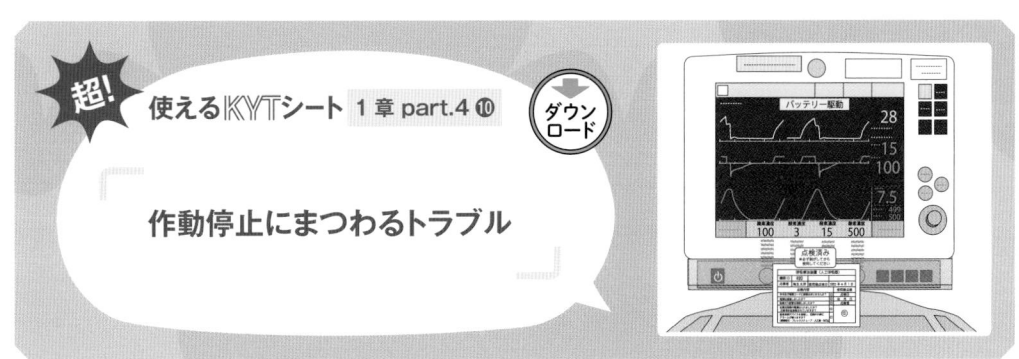

11 【Part.4】人工呼吸器

加温加湿にまつわるトラブル
（センサー断線など）

友愛会 友愛医療センター 集中治療室／集中ケア認定看護師 **仲間敏春**

1. 人工鼻と加温加湿器の併用

人工鼻と加温加湿器の根本的な違い

　加温加湿器は受動的加温加湿器と能動的加温加湿器の2つに分類され、前者には人工鼻、後者には加温加湿器、HME Booster が挙げられます（本稿では、能動的加温加湿器は加温加湿器として取り扱います）。

　前者は患者呼気に含まれる水分と熱を紙（マイクロウェル紙）や繊維（吸湿性セルロース）などで人工鼻に一時的に蓄え、次の吸気時に蓄えた水分と熱を吸うことで加温加湿を行います。対する後者は、加温加湿器チャンバー内の蒸留水を加熱し、そこを送気ガスが通過することにより加温加湿がなされます（主流である pass-over 方式）。

　これらにより人工呼吸に不可欠な加温加湿効果が得られますが、使用法を誤ると効果がないだけでなく、死亡事故につながる可能性があります。

なぜ人工鼻と加温加湿器の併用がいけないのか？

　理由は単純です。熱・水蒸気を作り出す加温加湿器とそれを吸着する人工鼻とを併用することで、人工鼻に過度な吸湿が起こり、閉塞（目詰まり）する危険性があるからです。これは加温加湿に関わる最多事故の原因の一つであり[1]、禁忌事項として注意喚起がなされています[2]。

トラブル回避のポイント

☑ 人工呼吸器チェックシートに「人工鼻と加温加湿器の併用禁忌」のチェック項目を加えましょう（表1）。

☑ 検査などのために一時的に人工呼吸器を離脱→再装着の際に人工鼻を患者側に残した部分から回路を切り離す→スタンバイしていた人工呼吸器の加温加湿器回路と組み合わせてしまう、といったことがほとんどの発生機序です。

☑ 「人工鼻と加温加湿器の併用禁忌」の札とテープを人工呼吸回路に表示しましょう（図1）。
　※「本来の人工鼻の接続位置」と「加温加湿器側」の2カ所で注意喚起するようにします。

表1　人工呼吸器チェックシート

加温加湿器回路の点検項目表

- [ ] 1. 交換日の確認
- [ ] 2. **電源が入っているか（人工呼吸器本体・加温加湿器）**
- [ ] 3. 気管チューブ・気管切開チューブと加温加湿チャンバーに結露はあるか
- [ ] 4. 回路（ヒートワイヤー）が温まっているか
- [ ] 5. 口元およびチャンバー温度の確認（それぞれの設定温度、実測温度）
- [ ] 6. 滅菌蒸留水の残量はあるか
- [ ] 7. 自動給水ラインにエアがないか／滴下しているか／吸気口は開いているか
- [ ] 8. 加温加湿チャンバー内の水位（量）は適切か
- [ ] 9. 回路は適切に組まれているか
  - [ ] 温度プローブが下向きになっていないか
  - [ ] ウォータートラップの位置は適切か（※ヒートワイヤーなしの回路のとき）
  - [ ] 回路の外れ・緩みはないか
  - [ ] 温度プローブの接続に緩みはないか
  - [ ] 明らかな汚染はないか
- [ ] **人工鼻と加温加湿器が併用されていないか**
- [ ] **人工鼻併用禁忌の札（患者側と加温加湿器側の2カ所）はかかっているか**

2. 電源の入れ忘れ

電源の入れ忘れの何が悪いのか？

　加温加湿器の電源の入れ忘れは、その効果が発揮されないだけでなく、さらなる弊害をもたらします。加温加湿器の電源を入れ忘れると、酸素配管からの冷たく乾燥したガスが患者に直接流入することになります。すると、生体は気管・気管支から熱と水分を奪い取る形で不足分の加温加湿を補います[3]。これにより、線毛上皮細胞が損傷され、線毛運動が低下し、最終的に気道の乾燥、痰の硬化、気管チューブの閉塞などの原因となります。

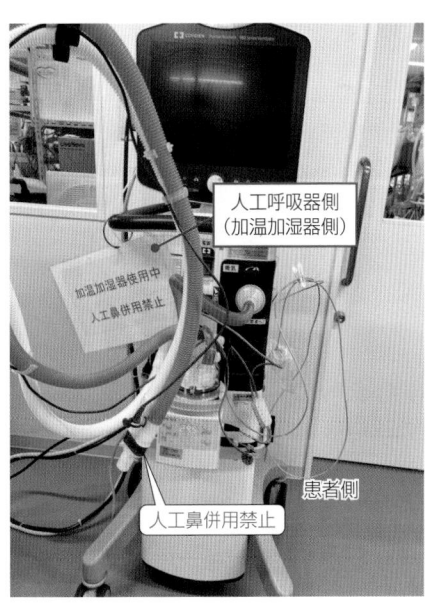

図1　人工鼻と加温加湿器の併用禁忌表示

トラブル 回避 のポイント

☑ 現在、人工呼吸器本体と加温加湿器の電源が連動していない加温加湿器が主流であり、人工呼吸再開の際にはそれぞれの電源を別で操作する必要があります。

☑ 人工呼吸器チェックシートに「加温加湿器の電源 on」のチェック項目を加えましょう（表1）。

※加温加湿器の電源確認を促す札を人工呼吸器本体に表示するのも効果的です。

3. 温度プローブの感知不全／回路内温度の異常

回路内温度を感知できないことの弊害

　温度プローブの感知不全は、人工呼吸器回路内の温湿度制御ができなくなることを意味します。原因にはセンサーの断線、接続不良・外れなどがあり、過去にはセンサー断線によって40℃以上に加温加湿器の温度が上昇したことが報告されています[4]。

　また、センサーの接続不良・外れでは、より温度の低い外気を感知するため、加温加湿器は温度を上げ続ける方向に働きます。一方で、温度プローブ自体が温められてしまう状況（例えば、小児における保育器使用）では、回路内温度が十分に上がっていると機械が誤認識し、結果的に加温加湿不足を生じます。

加温加湿器の電源の切り忘れによる回路内温度の過度の上昇

　患者の検査や人工呼吸器離脱の訓練などのために、人工呼吸器の加温加湿器回路を一時的に患者から外すことがあります。その際、加温加湿器の電源を切り忘れることがたびたび起こります。これを放置すると、チャンバー内の蒸留水が空になり（いわゆる空焚き）、回路内温度が過度に上昇してしまいます。

　このような状況でそのまま患者に再接続すると、熱せられた吸気ガスが一気に患者に流入し、気道熱傷を生じる恐れがあります。

よく出会う トラブルシーン

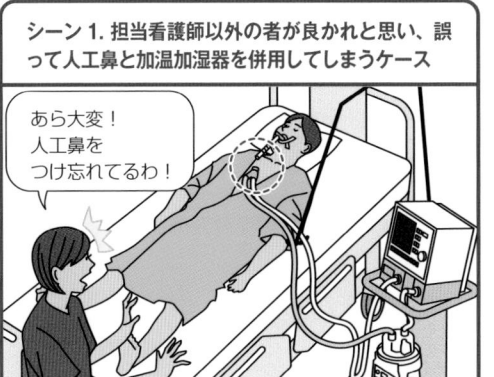

シーン1. 担当看護師以外の者が良かれと思い、誤って人工鼻と加温加湿器を併用してしまうケース

あら大変！
人工鼻を
つけ忘れてるわ！

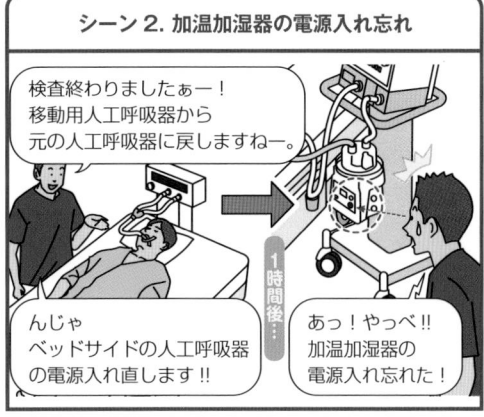

シーン2. 加温加湿器の電源入れ忘れ

検査終わりましたぁー！
移動用人工呼吸器から
元の人工呼吸器に戻しますねー。

んじゃ
ベッドサイドの人工呼吸器
の電源入れ直します!!

1時間後…

あっ！やっべ!!
加温加湿器の
電源入れ忘れた！

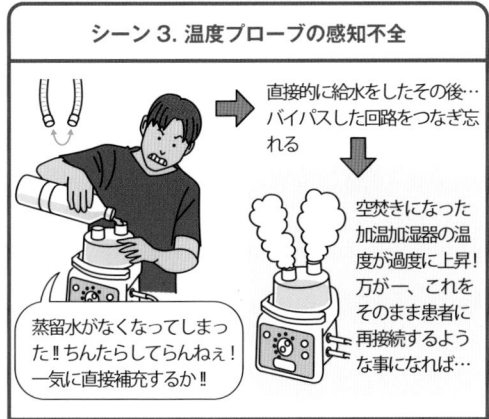

シーン3. 温度プローブの感知不全

直接的に給水をしたその後…
バイパスした回路をつなぎ忘れる

空焚きになった加温加湿器の温度が過度に上昇！万が一、これをそのまま患者に再接続するような事になれば…

蒸留水がなくなってしまった！ちんたらしてらんねぇ！
一気に直接補充するか!!

ここに注目！

シーン1

・大抵の担当看護師は加温加湿器回路を選択していることを把握していますが、ほかのスタッフが回路に人工鼻を付け忘れていると誤認し、善意で組み込んでしまうことがあります。

・誤接続した者の知識（人工鼻と加温加湿器の併用禁忌）の有無にかかわらず、本トラブルは起こり得ます（すなわち、勉強会のみで対処可能な内容ではありません。日ごろから注意喚起して申し送りを徹底するなどの対応が必要です）。

・本トラブルの主な原因は、誤接続した者が人工呼吸回路の患者側のみを部分的に見て、「人工鼻を接続し忘れている」といった誤認識（思い込み）です。

シーン2

・加温加湿器の電源入れ忘れは、検査などの一時的な人工呼吸器離脱時や人工呼吸器導入直後に多く見られます。

・短時間であれば、ほかのトラブルに比べて害は少ないといえると思います。

シーン 3

・チャンバーへの給水を給水ポートから行わず、吸気ポートから直接的に行ったときに多いトラブルです。

・チャンバー内に直接的に減菌蒸留水を補充→加温加湿器回路をバイパス（チャンバー前後の回路の連結接続）→給水→チャンバーに回路を再接続するのを忘れてしまう、といったことが原因です。

・この操作は禁忌の給水法として注意喚起がなされています[5]。

・加温加湿器を経由していない回路では、チャンバー側プローブの感知温度が低いため、加温加湿器は温度を過度に上昇させようと働きます。

それでもトラブルが起こってしまったら… 対処の鉄則 ✦✦

人工鼻と加温加湿器の併用が起こってしまったら
・即座に人工鼻を取り外します。

加温加湿器の電源の入れ忘れが起こってしまったら
・即座に加温加湿器の電源を入れ直します。

温度プローブの感知不全が起こってしまったら
・センサー断線（を疑ったら）のときには速やかに交換しましょう。

・温度プローブの接続不良・抜けは、即座にしっかりと差し込み直しましょう。

・加温加湿器の温度が過度に上昇している場合は、「すぐに回路に再接続しない」が対処の鉄則です。

4. 大抵のトラブルは決まり事が守られていないことで発生する

　加温加湿器の事故は人工呼吸器関連の医療事故頻出箇所として13%を占め[6]、大抵のトラブルは決まり事が守られていないことが原因で発生しています。しかし、決まり事を守れなかった「事実」よりも、その「理由」を明確にすることが再発防止に有効です（例：チェック表が細かすぎて利便性が悪いため、その存在を軽視してしまったなど）。

　また、複数人が患者に介入することで生じるヒューマンエラーには、「チーム医療におけるルールの制定（例えば、人工呼吸回路の変更などの情報集約を担当看護師が必ず行うなど）」が効果的です。

5. 加温加湿器の電源の切り忘れ

　温度の上がりすぎた加温加湿器への対応は、次のようにするとよいでしょう。

　加温加湿器を再装着する前に、人工呼吸回路にテスト肺をつないで換気を数回行います。その過程で温度が低下するので、安全な温度になったことを確認後に再接続すれば本トラブルを防ぐことが可能です。

　それでも電源の切り忘れが続いてしまうなら、フローを感知するフローセンサー付き加温加湿器（Fisher & Paykel Healthcare社のMR850システム™）の採用をお勧めします。本製品はフローが少ないときにスタンバイモードに自動的に切り替わり、また患者への再接続により再作動するので、ヒューマンエラーへの良い対策となり得ます。

引用・参考文献

1) 医薬品医療機器総合機構（PMDA）．梶原吉春．"適切な加温加湿"．専門臨床工学技士テキスト"呼吸治療編"．東京，日本臨床工学技士会，2011，130-47．
2) 再周知特集 その1（人工呼吸器等の取扱い時の注意について）．PMDA．臨時号 No.1 2020年4月．https://www.pmda.go.jp/files/000234785.pdf ［2022.10.6］
3) 時岡宏明ほか．呼吸管理と吸湿．呼吸と循環．35（8），1987，855-9．
4) 東京医療安全推進事業（平成18年3月終了）．警鐘事例 事例No.094 人工呼吸器加湿器の異常．https://www.tmsia.org/warning/kei_jirei94.html ［2022.10.6］
5) 人工呼吸器の取扱い時の注意について（その2）．PMDA．No.11 2009年8月．https://www.pmda.go.jp/files/000145062.pdf ［2022.10.6］
6) 日本医療機能評価機構．2020年度事例検索．医療事故情報収集等事業．https://www.med-safe.jp ［2022.10.6］

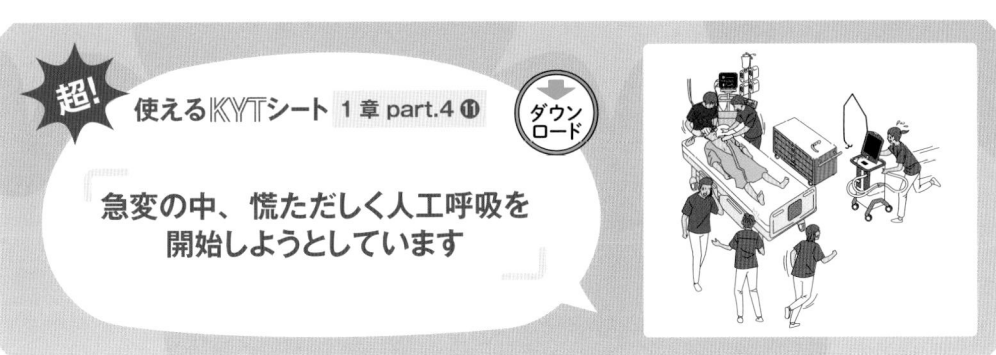

超！ 使える KYTシート 1章 part.4 ⑪ ダウンロード

急変の中、慌ただしく人工呼吸を開始しようとしています

加温加湿にまつわるトラブル
（結露、加湿水の交換忘れなど）

旭川赤十字病院 医療技術部 臨床工学技師長 **陶山真一**

1. 人工呼吸回路内の結露による水分貯留

人工呼吸器管理中の適切な加温・加湿は、気道粘膜を保護し、気道クリアランスを維持するためには必要不可欠です。通常の呼吸では、吸気時に空気が鼻咽頭→咽頭→気管→気管支を通過することで加温・加湿され、気管分岐部では約37℃、相対湿度100%、絶対湿度44mg/L となります。

しかし、人工呼吸管理中は気管チューブにより上気道がバイパスされ、生体が行っている加温・加湿ができなくなります。また、人工呼吸器から送気される吸気ガスは低温・低湿度であるため、そのままの状態では気道粘膜が乾燥して、線毛運動の低下、気道分泌物の粘稠化を促進させます。それらの理由から、人工呼吸器を使用するときには加温・加湿が必要となります。

結露発生のメカニズムと水分貯留によるリスク

加温加湿器を使用した能動的加湿方法は、チャンバー内の滅菌蒸留水を加温し水蒸気を発生させることで、加温・加湿されたガス（約37℃、相対湿度100%、絶対湿度44mg/L）を送気することができます。この加温・加湿されたガスが外気温によって冷やされ人工呼吸回路内の温度が低下することにより、水蒸気の状態を保持できなくなるため、気体から液体へと変化して結露が発生します。

人工呼吸回路内の結露による水分貯留は、回路閉塞や気管内への流れ込み、細菌感染などのリスクとなります。人工呼吸回路内の結露は外気温に大きく影響を受けます。病室の温度が低いときや、人工呼吸回路が保温されていないときは結露が発生しやすいので注意が必要です。

用語解説

・絶対湿度：1L 中のガスに含まれている水分量（mg/L）

・飽和水蒸気量：ある温度において一番水蒸気を含むことができる量（mg/L）。温度が高いほど飽和水蒸気量は多くなります。

・相対湿度：ある温度における飽和水蒸気量に対する実際の水蒸気量の割合（%）

---

2. 加温加湿デバイスの不適切使用

　前述したように、人工呼吸管理中は適切な加温・加湿が必要不可欠です。適切な加温加湿を実現するためには、加温・加湿器やヒーターワイヤー付き呼吸回路など、さまざまなデバイスを使用します。ですが、それらのデバイスの機能や特性を十分に理解せず使用すると、加温・加湿するはずが、反対に加温・加湿不足になる可能性もあります。

自動給水式加温加湿チャンバーの例

　代表的な例でいうと、自動給水式加温加湿チャンバーは人工呼吸回路を開放することなく滅菌蒸留水を補充することが可能で、作業効率、感染対策の観点からも有用ですが、使用に当たっては注意すべき点もあります。

　自動給水式加温加湿チャンバーは、水位調整フロートにより水位を最小限に維持する機構になっています。水位を最小限にすることで、温度変化の応答性を向上させています。このコンセプトを理解せずに加温加湿チャンバーを見ると、水位が低く感じられます。正常に滴下しているか確認するために硬質プラスチックボトルを押して滴下の確認を行うと、通気フィルターが濡れて目詰まりを起こし、蒸留水が滴下されなくなり加湿不足となります。

　その他の例として、加温加湿器は人工呼吸器から供給されるガスの温度が高い場合や環境温度が高い場合に、蒸留水の加温が十分になされず相対湿度の低いガスが供給され、加湿不足になる事例があります[1]。各デバイスの機能や特性を習熟した上で使用する必要があります。

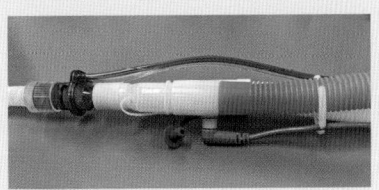

図1　口元温度センサー

よく出会う **トラブルシーン**

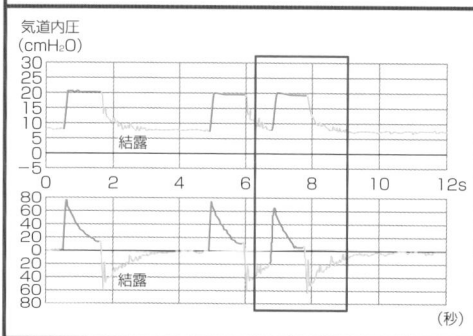

1. 貯留した結露水が換気のタイミングで回路内を移動してオートトリガーが発生！

気道内圧
(cmH$_2$O)

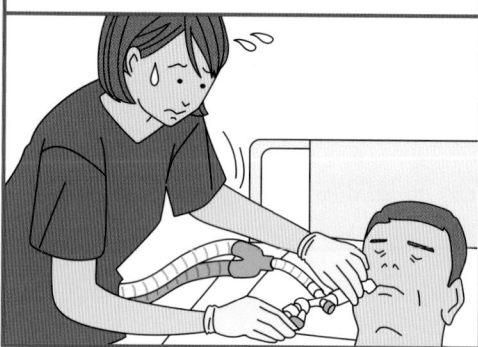

2. 粘稠度の高い喀痰があり、気管吸引で除去し切れない

ここに注目！

シーン1
- 人工呼吸器のグラフィック波形から人工呼吸回路内の水分貯留を判断しましょう。
- フィジカルアセスメントで患者の自発呼吸トリガーを確認しましょう。
- ウォータートラップの設置位置、人工呼吸回路の震えや異音に注意しましょう。

シーン2
- チャンバー内、気管チューブやYピース部分に結露があることを確認しましょう。
- 気管吸引カテーテルがスムーズに進むことを確認しましょう。

それでもトラブルが起こってしまったら… **対処の鉄則**

人工呼吸回路内に結露による貯留が起こってしまったら…
- 結露による水分貯留を解除します。
- 人工呼吸回路内の温度が低下しないように対策を実施します。

加温・加湿不足が起こってしまったら
- 適切に加温・加湿が行われているかを確認しましょう。
- 加温・加湿量を増やしましょう。

3. 結露による水分貯留の原因を考える

まずは、オートトリガーの原因となっている結露による水分を人工呼吸回路内から除去します。その後は、結露による水分貯留だけに注目して単純に加温・加湿設定を下げるのではなく、なぜ結露による水分貯留が発生したのか、原因を考え対策することが大切です。

結露の発生原因は人工呼吸回路内の温度と外気温との差に影響を受けるため、空調からの冷風が人工呼吸回路に直接当たらないように空調の風向調整を行います。また、病室の温度を上げ人工呼吸回路内外の温度差を小さくすることで結露の量を減少させます。

人工呼吸回路側の対策は、ヒーターワイヤー付き呼吸回路やスリーブ回路を使用することで人工呼吸回路内の温度低下を小さくして結露の発生を抑制します。ウォータートラップ付きの人工呼吸回路ではウォータートラップが一番低い位置になるようにセッティング

し、結露が発生してもウォータートラップに流れ込むようにして、人工呼吸回路内に水分が貯留しないようにします。

4. 加温・加湿量は患者の水分バランスも考慮して

適切な加温・加湿が実施されていることをチャンバー内、Yピース、気管チューブの結露や口元温度、吸気側呼吸回路の結露による湿度低下の有無などから判断します。その上で、加温・加湿量を増やすために加温加湿器の温度を上げたり、ヒーターワイヤーの温度コントロールを実施します。

また、人工呼吸器側のみならず、患者の水分バランスも考慮して対応しましょう。併せて体位ドレナージ、呼吸理学療法を活用して喀痰の除去を行い、換気の改善に努めましょう。

引用・参考文献
1) 山本信章. "加温加湿". 呼吸管理機器おたすけパーフェクトBOOK：らくらく理解で臨床活用！石井宣大ほか編. 呼吸器ケア2011年冬季増刊. 大阪, メディカ出版, 2011, 146-56.

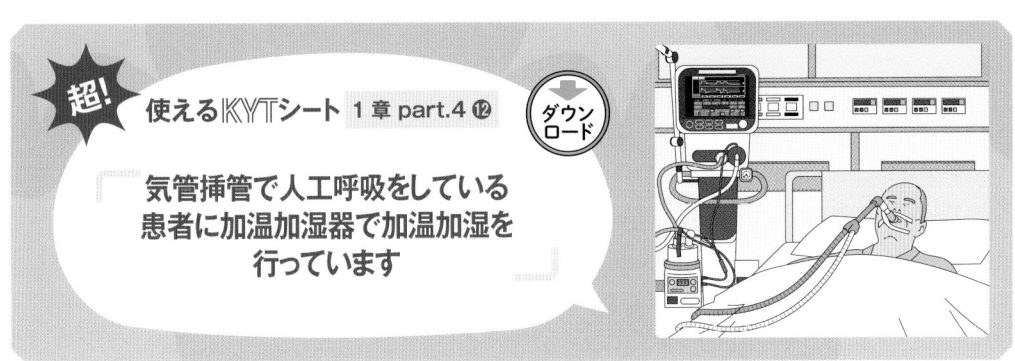

超！ 使える KYT シート 1章 part.4 ⑫　ダウンロード

気管挿管で人工呼吸をしている患者に加温加湿器で加温加湿を行っています

13 【Part.4】人工呼吸器

気道内圧上昇にまつわるトラブル
（患者側の要因）

公立陶生病院 救命救急センターERICU **溝口真帆**

1. 気道への痰の貯留

　気道に痰などの分泌物が貯留していると、気道抵抗が増すため気道内圧が上昇します。分泌物が貯留している刺激でバッキング（気道分泌物による咳嗽反射）を起こした場合には、急激に気道内圧が上昇します。

2. ファイティング

　患者の呼気時に人工呼吸器による換気が行われるなど、自発呼吸と人工呼吸器の換気パターンが同調していない状態をファイティングといい、気道内圧が上昇することがあります。人工呼吸器の不適切な設定、回路やチューブの閉塞・リーク、喘息発作、疼痛、不安などが原因で起こります。

3. 気管チューブの閉塞

　加温加湿が不十分な場合、痰の粘稠度が増して気管チューブの内腔が閉塞し、気道内圧が上昇します。また、患者の鎮痛・鎮静が不十分な場合、気管チューブを噛んで内腔が狭窄または閉塞することもあります。

4. 陽圧呼吸による気胸

　人工呼吸による陽圧換気により、肺胞が過膨張して損傷し気胸が起こることがあります。肺組織の炎症や気腫性変化によって脆くなった組織では特に起こりやすいです。気胸を起こした場合、胸腔内に一方的に空気が貯留していくため、患者の胸腔内圧が上昇します。

5. 患者の肺コンプライアンスの変化

　肺炎、ARDS、間質性肺炎、心不全による肺水腫などが原因となり、肺コンプライアンスの低下を起こします。胸水・腹水や重度の肥満などにより、横隔膜が上昇して肺実質が圧排されるなど胸郭コンプライアンスが原因となることもあります。

　コンプライアンスの低下は肺の含気低下を招きます。量規定で換気を行っている場合には、患者の肺コンプライアンスが低下すると気道内圧が上昇します。

トラブル回避のポイント

1. 気道への痰の貯留

☑ 呼吸音の聴取、換気量の変化やグラフィックモニターの波形を観察し、痰が貯留しているときは気管吸引を行います。

2. ファイティング

☑ 回路の屈曲やリークがないか確認します。

☑ 患者の呼吸パターンを観察し、換気設定の調整を行います。

☑ 鎮痛・鎮静が適切か評価し、薬物投与の開始または使用量の変更について検討します。

3. 気管チューブの閉塞

☑ 痰の性状や量を観察します。

☑ 適度な加温加湿を行います。人工鼻使用時に痰が粘稠な場合には、加温加湿器への変更を検討します。

☑ 気管チューブを噛まないよう患者へ説明し、状況に応じてバイトブロックの使用や鎮痛・鎮静のコントロールを行います。

4. 陽圧呼吸による気胸

☑ 肺保護換気戦略として、肺胞の過伸展を予防するために一回換気量やプラトー圧を制限（30cmH$_2$O 以下）します（圧規定の換気設定への変更を検討します）。

☑ フェンタニルやモルヒネなどを使用し、咳嗽防止・疼痛コントロールを行います。

☑ 吃逆（しゃっくり）時にはメトクロプラミドの使用を検討します。

☑ 呼吸音の減弱、胸郭の上がりの左右差、皮下気腫などの症状がないか観察し、早期発見に努めます。

5. 患者の肺コンプライアンスの変化

☑ 量規定の換気を行っている場合には、気道内圧の上昇に注意してモニタリングします。

☑ X線画像を比較し、評価します。

☑ 体位によって気道内圧や換気量が変化することもあるので注意します。

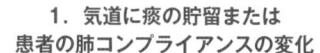

よく出会う **トラブルシーン**

1. 気道に痰の貯留または患者の肺コンプライアンスの変化

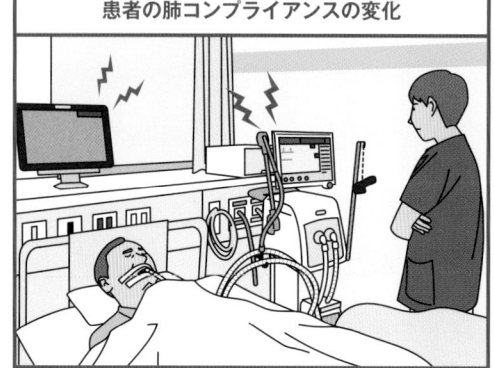

2. ファイティング

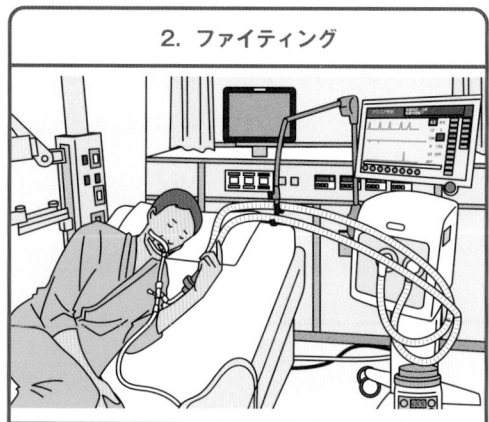

3. 気管チューブの閉塞

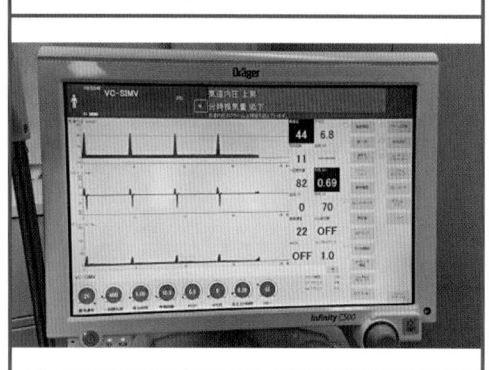

4. 陽圧呼吸による気胸（X線所見）

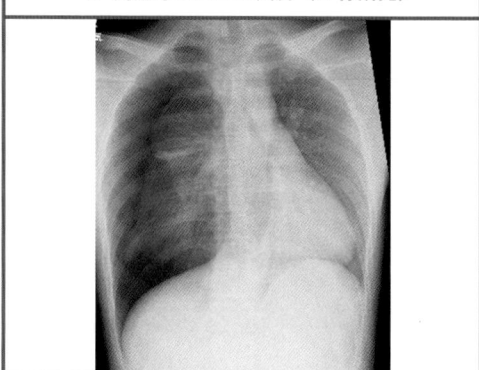

シーン1

・気道分泌物の量、性状を評価しましたか？

・聴診で副雑音や、気管チューブ内でゴロゴロと音がしていないか聴取しましたか？

・気道分泌物による刺激で患者がバッキングしていませんか？

・苦痛表情や、呼吸困難感の訴えはありませんか？

・気道内圧上昇と共に換気量低下、SpO_2低下は見られませんか？

・グラフィックモニターの圧波形や流量波形の呼気相に、ギザギザの波形が出ていませんか？

・量規定の換気時は気道内圧のモニタリングを行い、徐々にプラトー圧が上昇してきたら要注意です。

・圧規定の換気時は換気量のモニタリングを行い、一回換気量や分時換気量が低下してきたら要注意です。

シーン2

・苦痛表情や、呼吸困難感の訴えはありませんか？

・人工呼吸器の換気のタイミングと胸郭の動きが合っていますか？

シーン3

・気道内圧上昇と共に換気量低下、SpO_2低下は見られませんか？

・苦痛表情や、呼吸困難感の訴えはありませんか？

・胸郭の上がりに異常はないでしょうか？

・吸引チューブの入りが悪くないですか？（途中までしか入らなければ閉塞している可能性を考えます）

シーン4

・気道内圧上昇と共に換気量低下、SpO_2低下は見られませんか？

・苦痛表情や、呼吸困難感の訴えはありませんか？

・呼吸音の左右差、胸郭の上がりに左右差があれば要注意です。

・皮下気腫の有無を観察しましょう。

・X線で気胸の有無を確認しましょう。

それでもトラブルが起こってしまったら… **対処の鉄則**

気道への痰の貯留が原因だったら
・気管吸引を行い、分泌物を取り除きます。
・体位ドレナージを実施し、排痰を促します。

ファイティングが原因だったら
・人工呼吸器の設定を変更します。
・疼痛が原因であれば鎮痛薬を使用します。
・必要に応じて鎮静薬を使用します。

気管チューブの閉塞が原因だったら
・痰による閉塞の場合、医師へ報告し気管支鏡での吸引を実施します。
・吸引で痰の除去ができなければ気管チューブを入れ替えましょう。
・痰を除去した後には加湿状況を再評価し、人工鼻使用中であれば加温加湿器へ変更します。

陽圧呼吸による気胸が原因だったら
・バイタルサインを確認します。
・胸腔ドレナージの準備を行います。

肺コンプライアンスの変化が原因だったら
・フィジカルイグザミネーションを行い、患者の状態を把握します。
・気道分泌物の量や性状に変化はないか観察します。
・血液検査の結果、X線、IN-OUTバランスなどを確認します。
・患者の病態を評価し、治療の見直しを検討しましょう。

6. 原因別対処法

気道に痰が貯留している場合

　まずは気管吸引を行い、分泌物を取り除きます。吸引チューブで吸引できるのは気管チューブの先端部分までとなるため、それより末梢の気道に貯留した分泌物は吸引することができません。体位ドレナージを実施し、中枢まで移動させてから吸引して取り除くことが必要です。状況によっては、医師が気管支鏡を用いて分泌物を吸引することもあります。

ファイティングが起こっている場合

　鎮痛・鎮静が適切か評価し、薬物投与の開始または使用量の変更について検討します。患者の呼吸パターンを観察し、換気設定の調整をします。気管チューブの位置や気道内の分泌物、回路の屈曲やリークがファイティングの原因となっていることもあるため、それらを確認し原因を取り除くことも必要です。

気管チューブが閉塞している場合

　痰の粘稠度が増して気管チューブの内腔が狭窄または閉塞した場合、吸引チューブで除去することが難しく、気管支鏡で内腔を確認しながら吸引を実施します。吸引での除去が

できなければ、気管チューブの入れ替えが必要になるため、早急に準備をする必要があります。痰の除去後には、再閉塞の防止には加温加湿が適切かどうか評価し、人工鼻使用中であれば加温加湿器への変更を検討します。

気管チューブを噛むことによる狭窄や閉塞の場合には、チューブを噛まないよう患者へ説明し、状況に応じてバイトブロックを使用します。疼痛などが原因で噛みしめてしまうケースもあるため、適切な鎮痛・鎮静コントロールを行います。

陽圧呼吸による気胸の場合

気胸を起こした場合、損傷した側の胸腔内に一方的に空気が貯留していくため、患者の胸腔内圧が上昇します。患側肺は虚脱し、横隔膜低位、健側への縦隔偏位が生じて呼吸が障害されます。同時に、静脈還流の減少により低心拍出量からショックバイタルとなるた

め、バイタルサインを確認し医師へ報告します。

胸腔内圧を低下させるには胸腔ドレナージを行う必要がありますが、緊張性気胸となり緊急を要する場合はただちに胸腔穿刺ができる準備をします。ドレナージ後はX線で確認し、引き続きバイタルサインの変動に注意して観察する必要があります。

肺コンプライアンスが変化している場合

グラフィックモニターの数値や波形を見るときは、その一瞬の数値や波形だけでなく、経時的変化に注意して観察することが重要です。肺炎や肺水腫の悪化により気道分泌物の量や性状も変化するので、患者の全身状態を観察し、血液検査の結果やX線、IN-OUTバランスなどを含めて病態を評価し、治療の見直しを検討します。

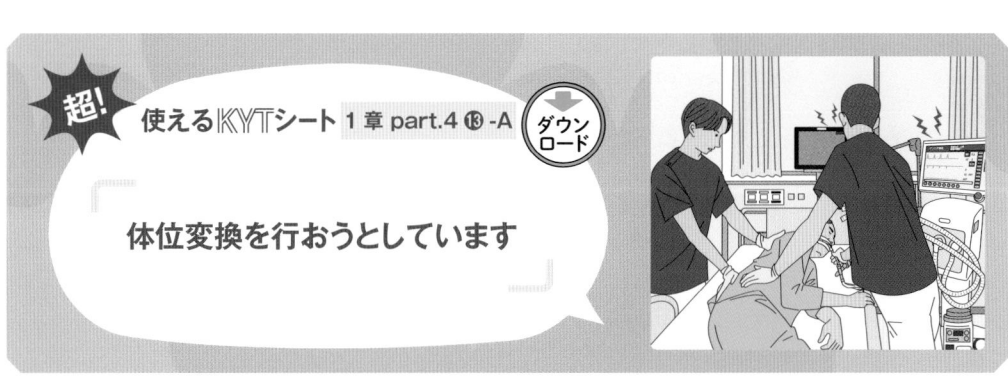

超! 使える KYT シート 1章 part.4 ⓭ -A ダウンロード

体位変換を行おうとしています

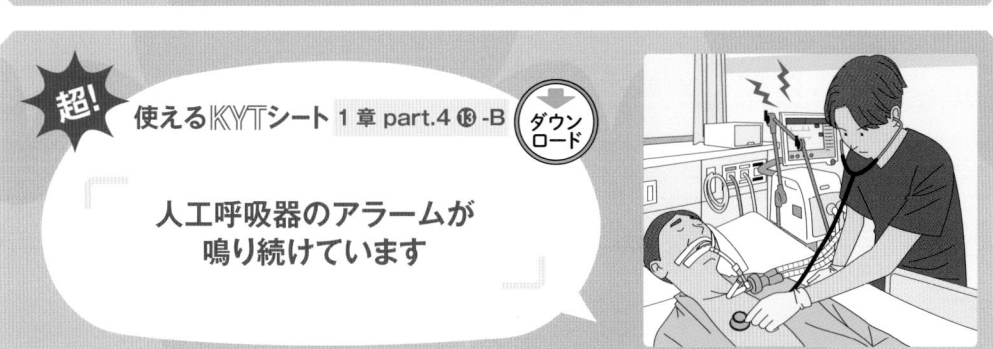

超! 使える KYT シート 1章 part.4 ⓭ -B ダウンロード

人工呼吸器のアラームが鳴り続けています

14 【Part.4】人工呼吸器

気道内圧上昇にまつわるトラブル
（人工呼吸器側の要因）

JA広島総合病院 臨床工学科 主任 **荒田晋二**

1. まずは患者の状態を確認する

ケース紹介

> 60歳、男性。クモ膜下出血の術後、集中治療室にて治療を行っていたが、意識レベルの改善が見られず、一般病棟に転床し人工呼吸管理を継続することとなった。病棟へ転床して数時間後、人工呼吸器の「気道内圧上昇アラーム」が発生した。

さて、あなたは「人工呼吸器側の要因」として何を思い浮かべ、どう対処すればよいと考えるでしょうか。本稿では、気道内圧上昇にまつわるトラブルを人工呼吸器側の要因から一緒に考えていきましょう。

なお、トラブルが発生し、自分で要因がすぐに判断できない場合は、まず患者が換気できているか、バイタルサインに問題はないかを確認し、先輩などの「上級者を呼ぶ」ことも大切なトラブル対処法の一つです。一番優先しなければならないことは「患者の状態」です。

気道内圧が上昇する人工呼吸器側の主な要因を**表1**にまとめました。よく遭遇するものについて解説していきます。

表1 考えられる人工呼吸器側の要因

患者側
・気道分泌物の貯留 ・気管攣縮、喘息重積発作など ・片側換気 ・肺（胸郭）コンプライアンスの低下 ・咳嗽などによるファイティング

人工呼吸器側
・気管チューブの屈曲や閉塞 ・人工呼吸回路の屈曲や閉塞 ・非同調（ファイティング） ・人工呼吸器の設定（多い一回換気量、低い気道内圧アラームなど）

人工鼻回路の場合
・分泌物による人工鼻の目詰まり

加温加湿器回路の場合
・ウォータートラップの満水による回路閉塞 ・回路内に結露水が貯留して起こる回路閉塞 ・蒸留水不足による加湿不足 ・加温加湿器の電源OFFによる加湿不足 ・人工呼吸器の吸気側と呼気側の回路の接続間違いによる加湿不足 ・COVID-19感染対策などで呼気フィルター使用によるフィルターの目詰まり

2. 人工呼吸回路による気道内圧上昇アラーム発生要因

1. 回路の折れ曲がり

ベッド柵の上げ下げ、ベッドのヘッドアップ・ダウン、また患者の体位変換などの際に回路が折れ曲がることで閉塞が生じます。

2. 気管チューブの折れ曲がり

回路の荷重や噛み込みなどで気管チューブが折れ曲がり、閉塞することがあります。噛み込み予防にバイトブロックを装着していても、舌で押し出すことによって気管チューブを噛んでしまうことがあります。

トラブル 回避 のポイント

1. 人工呼吸回路による気道内圧上昇アラーム発生要因
☑ 患者を動かす際は、回路のラインを確保します。
☑ 患者を動かした後は、回路の挟み込みや折れ曲がりの有無を確認します。
2. 気管チューブの折れ曲がり
☑ 回路を保持するアームの位置を調整します。
☑ バイトブロックのポジションを調整します。

---

3. 人工鼻回路による気道内圧上昇アラーム発生要因（図1）

1. 分泌物の付着

分泌物（血痰や水溶性の痰）が多い場合では、気管チューブから吹き出して人工鼻に付着し、気道抵抗が発生します。多量の場合は閉塞を起こしてしまいます。

2. 加湿不足による分泌物の粘性増加

加湿不足によって分泌物の粘性が増加し、気管チューブの閉塞を起こします。加湿不足となる原因としては、「分時換気量が多い、一回換気量が少ない、低体温（32℃以下）、エアリークがある」などが考えられます。

3. ネブライザーの併用による人工鼻の目詰まり

人工鼻とネブライザーを併用すると、薬液が人工鼻に付着して目詰まりを起こしてしまいます。

4. 加温加湿器回路の併用による人工鼻の目詰まり

加温加湿器回路に人工鼻を併用すると、加温加湿された水滴が人工鼻に付着して目詰まりを起こしてしまいます。

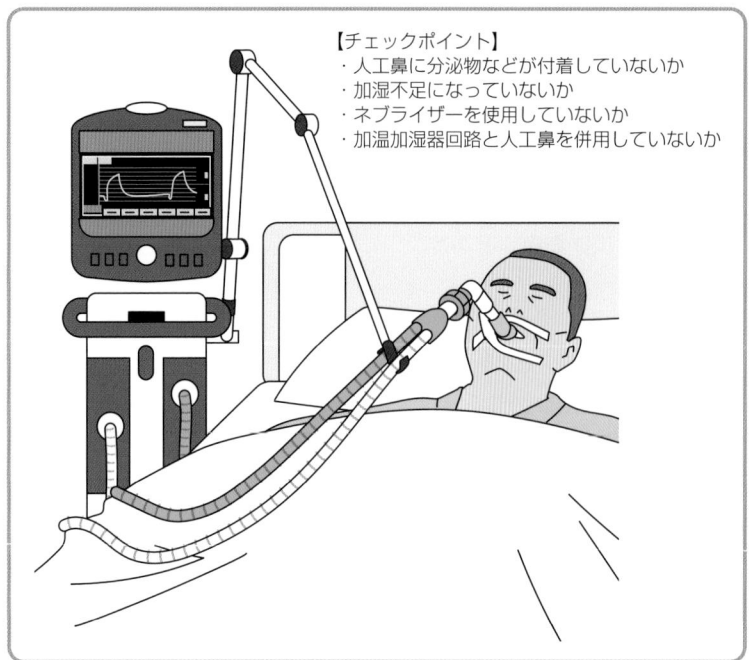

【チェックポイント】
・人工鼻に分泌物などが付着していないか
・加湿不足になっていないか
・ネブライザーを使用していないか
・加温加湿器回路と人工鼻を併用していないか

図1　人工鼻回路による気道内圧上昇アラーム発生要因

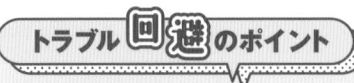

1. 分泌物の付着

☑ 定期的に人工鼻部位を目視で確認します。

☑ 頻回に分泌物が付着したり、分泌物が多いことが予測される場合は、あらかじめ加温加湿器回路を検討しましょう。

☑ 分泌物が目視で確認されなくても、人工鼻のフィルター部分が呼吸性に動いている場合は、水滴などの付着が多く、それらが呼吸抵抗となっている可能性が高いため、人工鼻の交換もしくは加温加湿器回路に変更します。

2. 加湿不足による分泌物の粘性増加

☑ 分泌物の粘性が高かったり、加湿不足となる原因が発生している場合は加温加湿器回路に変更します。

3. ネブライザーの併用による人工鼻の目詰まり

☑ 人工鼻とネブライザーの併用は禁忌であるため、ネブライザーを使用する場合は、加温加湿器回路に変更します。

4. 加温加湿器回路の併用による人工鼻の目詰まり

☑ 加温加湿器回路と人工鼻の併用は禁忌です。臨床現場では、加温加湿器回路で使用していた患者がバッグバルブマスクで換気補助をしながらCT検査に行った際、帰室時に人工鼻を患者に装着したまま加温加湿器回路と接続してしまうことがあるため、注意が必要です。

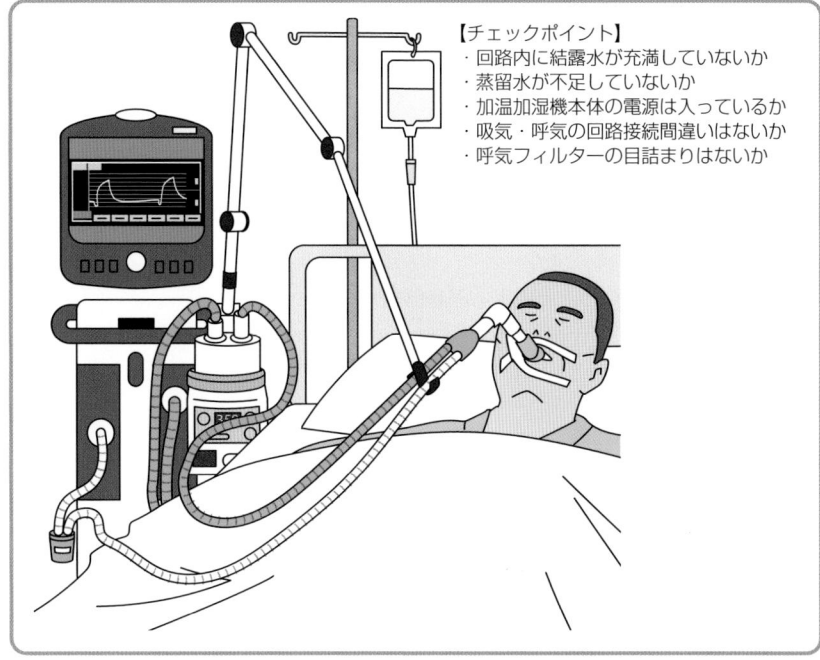

【チェックポイント】
・回路内に結露水が充満していないか
・蒸留水が不足していないか
・加温加湿機本体の電源は入っているか
・吸気・呼気の回路接続間違いはないか
・呼気フィルターの目詰まりはないか

図2　加温加湿器回路による気道内圧上昇アラーム発生要因

4. 加温加湿器回路による気道内圧上昇アラーム発生要因（図2）

1. 回路内に結露水が充満したことによる回路閉塞

　ウォータートラップ内の結露水を排水しなかった場合や、ウォータートラップの位置が回路より下になっていない場合、結露水が回路内に溜まり回路を閉塞します。

2. 蒸留水不足による加湿不足

　加温加湿器の蒸留水がなくなったまま換気が継続されると、加温加湿されないガスが送気され、分泌物が硬くなり気管チューブ内で閉塞します。

3. 加温加湿器の電源OFF

　加温加湿器本体の電源が入っていないことによって、加温加湿されないガスが送気され、分泌物が硬くなり気管チューブ内で閉塞します。

　例えば、CT検査への移動の際に加温加湿器の電源をOFFにしていた場合や、ON-OFF法施行中に人工呼吸器に装着した際に加温加湿器の電源を入れ忘れていた、といったケースが多いです。

4. 回路の誤接続による加湿不足

　回路セッティングの際、吸気回路に加湿チャンバーの回路を接続しなければなりませんが、誤って呼気側に吸気回路を接続した場合、加温加湿されないガスが送気されます。それにより分泌物が硬くなり、気管チューブ内で閉塞します。

5. 呼気フィルターの目詰まり

COVID-19 の感染対策などで呼気フィルターを装着した際、呼気フィルターに多量の結露水が付着することによって閉塞します。

トラブル 回避 のポイント

1. 回路内に結露水が充満したことによる回路閉塞
- ☑ 定期的にウォータートラップ内の結露水を排水します。
- ☑ ウォータートラップが回路より下になるようにセットします。

2. 蒸留水不足による加湿不足
- ☑ 定期的に蒸留水の残量を確認します。
- ☑ 蒸留水が完全になくなる前に交換します。

3. 加温加湿器の電源 OFF
- ☑ 加温加湿器の回路を手で触って温かいことを日頃から確認します。
- ☑ 検査後などに人工呼吸器を装着した際は、電源の ON をダブルチェックします。

4. 回路の誤接続による加湿不足
- ☑ 回路交換を 2 名で行い、吸気回路と呼気回路の接続箇所をダブルチェックします。
- ☑ 吸気側と呼気側の色が異なる回路を選択します。
- ☑ 人工呼吸器の吸気側と呼気側がはっきりわかるように、シールなどを貼りましょう。
- ☑ 気管チューブや Y ピース部に結露が付着していることを習慣的に確認しましょう。

5. 呼気フィルターの目詰まり
- ☑ 呼気フィルターが呼吸性に動いている場合は、呼吸抵抗となっている可能性が高いためただちに呼気フィルターを交換します。
- ☑ 定時的に呼気フィルターを交換します。

よく出会う トラブルシーン

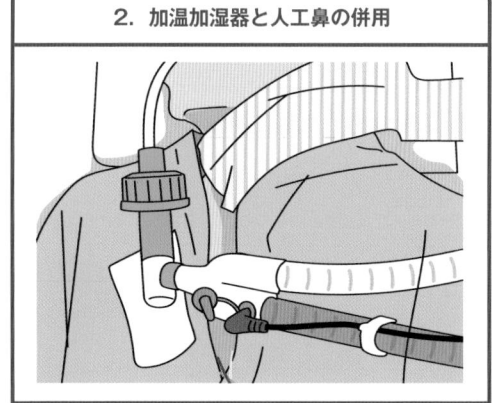

| 1. 回路の折れ曲がり | 2. 加温加湿器と人工鼻の併用 |

3. 加温加湿器の電源 OFF

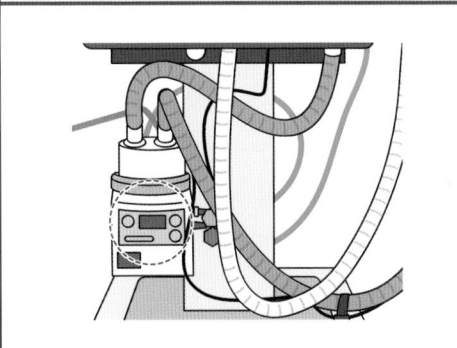

4. 回路の接続不良

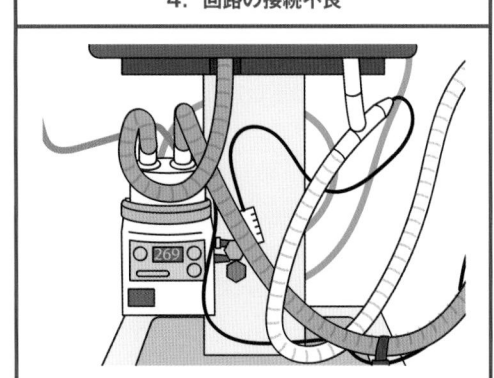

5. 人工鼻への分泌物の付着

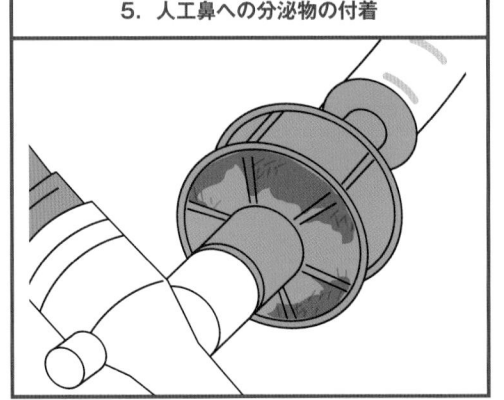

6. 加温加湿器の空焚き

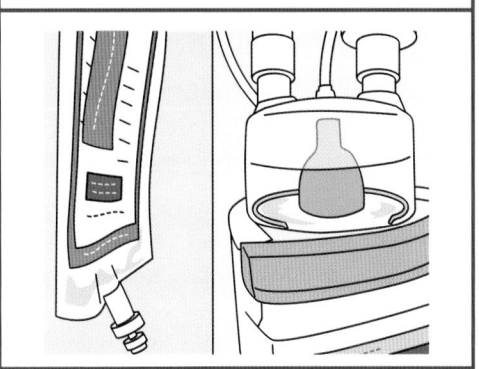

7. 気管チューブの折れ曲がり

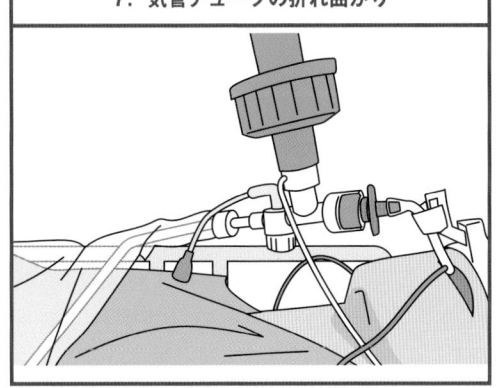

ここに注目！

シーン 1〜7

臨床で遭遇したトラブルシーンをご紹介しました。これら以外にも臨床ではさまざまなことが発生するので、訪室時に各項目の「トラブル回避のポイント」をチェックしてみてください。

それでもトラブルが起こってしまったら… 対処の鉄則 ✦

アラームが発生したら、あせらず以下の「確認ステップ」を行いましょう

[気道内圧上昇アラームが発生した際の確認ステップ]

①アラーム消音

②全体の観察（患者のバイタルサインを含む）

③要因の検索（不明な場合はスタッフを呼ぶ）

・人工呼吸器にテスト肺を装着

・気管チューブにバッグバルブマスクを装着して換気を行う

・原因が機械側か患者側なのかを確認する

④要因の対処

⑤アラームの消失

⑥全体の確認（患者のバイタルサインを含む）

「DOPE」を知っておこう

※気管挿管患者が急変した際の要因検索の手法の一つです。トラブル発生時にはこの順番で要因を検索していくと漏れがなくチェックできます。

D（displacement）：気管チューブの位置異常……どこかにいった。

O（occlusion）：気管チューブや人工呼吸回路の閉塞……オッと詰まった。

P（pneumothorax）：気胸……パーンッと弾けた。

E（equipment）：機器の異常……えらいこっちゃ！ 機械の異常。

筆者の経験から

　人工呼吸器がどのように動作しているのか、どのように呼吸補助が行われているかがわからないから怖い。だから、なぜアラームが発生したのか理解できないし、どうしたらいいかわからなくて、もっと怖い。使用中の患者の点検に行きたくない——と、若いころの筆者は思っていました。

　そんな筆者は、患者に装着されていない人工呼吸器に回路とテスト肺を装着して、いろいろな条件で人工呼吸器を稼働させ、機械に触り、少しずつ慣れていきました。

　鉄則として、アラーム発生には必ず要因があります。機械は指示通りにしか動けません。アラームが鳴るということは、指示範囲を外れたということです。不安なときは一人で解決しようとせず、先輩スタッフを呼んで一緒に解決すればよいと筆者は考えています。

　本稿が少しでも臨床でお役に立てば幸いです。

引用・参考文献

1)　奥田晃久. "人工呼吸中の危機的状況, アラーム対応". 人工呼吸管理に強くなる 改訂版. 讃井將満編. 東京, 羊土社, 2022, 130-44.
2)　山田紀昭. "トラブルシューティングを実践する（各論①）～頻度が高く、かつ危機的なアラーム～". Table Top Exercise 机上演習で学ぶ人工呼吸器トラブルシューティング. 日本呼吸ケア教育研究会編. 京都, 金芳堂, 2021, 71-94.

 使える KYTシート 1章 part.4 ⑭ ダウンロード

CT 検査から帰室後に
人工呼吸器を再装着しました

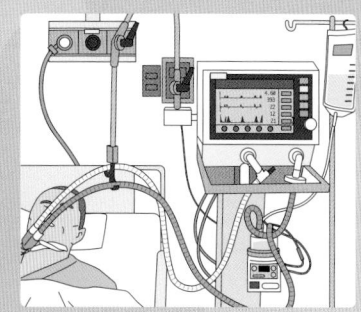

【Part.4】人工呼吸器 15

気道内圧低下にまつわるトラブル
（患者側の要因）

日本赤十字社愛知医療センター名古屋第一病院　臨床工学科　**開　正宏**

1. はじめに

　挿管時の人工呼吸は、おおまかに量規定換気（volume control ventilation；VCV）と圧規定換気（pressure control ventilation；PCV）とに大別され、それぞれ従量式、従圧式とも呼ばれます。

　人工呼吸回路が破れて穴が開いてリークしている際に、

・VCV では、本来なら患者へ供給されるガスがリークすることで、意図した換気量より減少します。また呼気の一部もリークすることで、呼気側で測定した換気量も減少します（**図1左**）。

・PCV では、吸気圧が設定値に達していればリークが存在しても患者への換気量は減少しません。しかし患者の呼気の一部はリークするため呼気側で測定した換気量は減少します（**図1右**）。

　リークの存在が確認できたら、どこにリークの原因があるのかを探求しましょう！

2. グラフィックモニターからリークの存在に気づきましょう!

　人工呼吸器のグラフィックモニターには、基本的に3つの波形があります。**図1**に示すように圧波形（気道内圧）、流速波形（吸気と呼気のガス移動の速さ）、量波形（換気の量）があります。このうちリークの存在が最も分かりやすいのは量波形です。量波形におけるリーク発見の長所は、VCV や PCV の

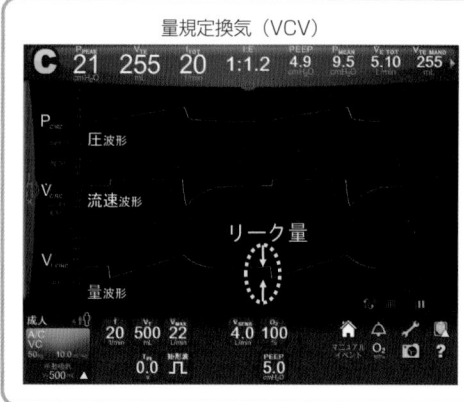
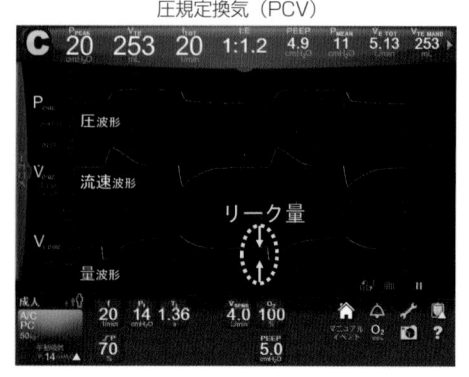

図1　VCV でも PCV でもリークは量波形から分かる

換気様式に関係なくリークがわかることです。量波形では基線から吸気相で上昇し、呼気相に転じて基線にまで下降すればリークは存在しません。しかし、**図1**では左右共に基線まで下りていません。基線との差がリークした量（単位はmL）となります。**図1左**はVCVで**図1右**はPCVですが、左右共に最高気道内圧 P_{PEAK} は約20cmH$_2$O、呼気測定換気量 V_{TE} は約250mLであり、リーク量も同程度であることが見てとれます。

トラブル回避のポイント

☑ 人工呼吸器のアラーム設定が適正になされていないとトラブルが発見できません！

☑ 人工呼吸器のアラームには必ず対応しましょう！

☑ 入院中の人工呼吸器使用患者には必ず、心電図モニターとパルスオキシメーター（SpO$_2$測定）を装着し、できればカプノメーター（P$_{ET}$CO$_2$測定）を用いましょう。

☑ アラームが発生し、リークの存在に気づいたら、「患者の胸は上がっているか？」「顔色が悪くないか？」「苦悶の表情はないか？」フィジカルアセスメントを行いましょう！ そして、脈拍数・SpO$_2$・P$_{ET}$CO$_2$のバイタルサインを確認しましょう！

☑ ひとまず患者の状態が大丈夫であれば、落ち着いてリークの原因を探してみましょう！患者の換気が保たれていなければ迷うことなく用手換気を始めましょう（大切）！

☑ リークがよく発生する箇所はPMDAの医療安全情報からも発信されてます（図2）[1]。

☑ リークの原因がわからなければ次の項を参照してください。

※ 最近の国内で発売されている2社の人工呼吸器では、リークがあるとリーク量やリーク率を数字で表示します。また、リークした量を機器が補填するので、リーク量を差し引いて描写するため、量波計だけではリークがわからない機種があります。今後はこのタイプが主流になる可能性があります。

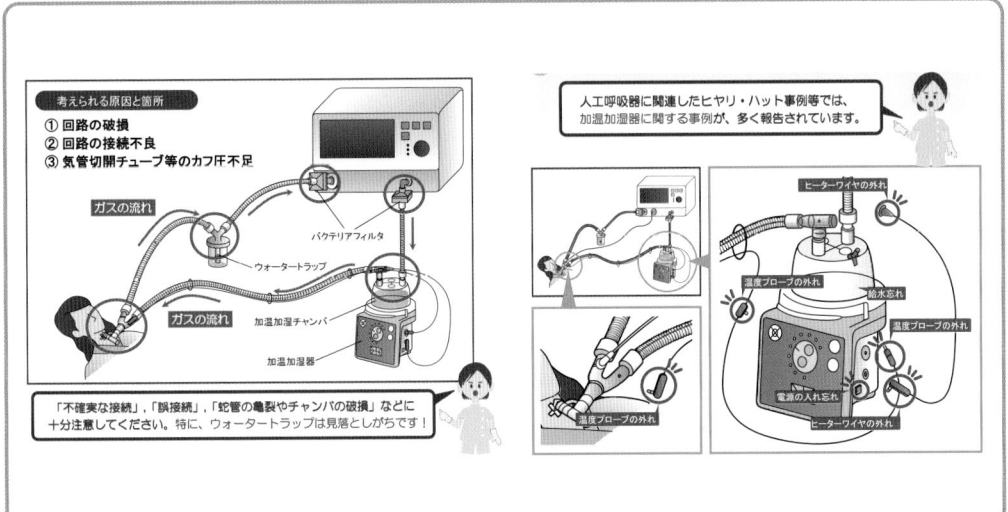

図2 人工呼吸中にリークがよく発生する場所（文献1より転載）

3. リークの原因がわからない！

人工呼吸療法中にリークの存在を疑い、原因がわからない際には以下を試してみましょう。

①患者にはバッグバルブマスクやジャクソンリースを用いて用手換気してみる**（図3左）**。

②人工呼吸器にはテストラングを装着して動かしてみる**（図3右）**。

このように患者と人工呼吸器を切り離してみると、どちら側に原因があるかが、わかりやすくなります。患者側にリークがある場合には、抜けがないかを確認し、挿管チューブや気管切開チューブのカフを疑いましょう！

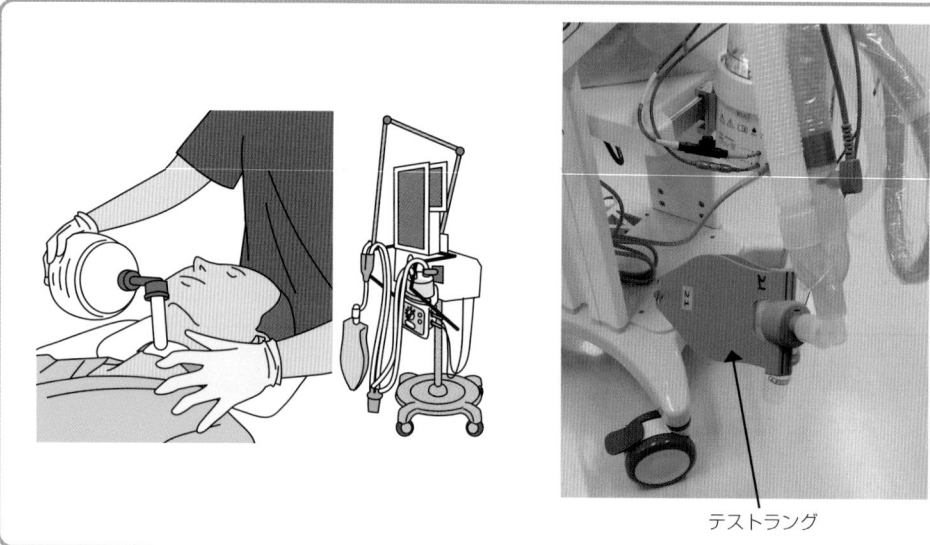

テストラング

図3 患者側は用手換気を行い、人工呼吸器にはテストラングを装着して分けて試してみましょう！

トラブル 回避 のポイント

☑ テストラングを装着した人工呼吸器にリークがない場合（グラフィックモニターも活用して確認）、患者側の問題の可能性が高くなります。まずはカフ圧とチューブの抜けかけがないかを確認しましょう！

☑ カプノメーターの波形（カプノグラム）から、一見分かりにくいチューブの抜けかけを早期に発見できる可能性があります。

☑ 挿管チューブや気管切開チューブが抜けかけていることを発見した際には、慌てて再挿入してはなりません。挿管チューブでは食道への誤挿管に、気管切開チューブでは皮下に迷入することによって換気不能になる可能性があります[2~4]。各施設でルールを定めておいてください（図4[2]、図5[3]）。

☑ 挿管チューブや気管切開チューブのパイロットバルーンを確認して、膨らみが少ない場合はカフ漏れや加圧不足、そしてカフ破れを疑います。

☑ カフリークがあると患者からの声が聞こえることがあります。声帯にガスが通過しているためなのでカフリークが疑えますが、逆にカフリークがあっても声漏れするとは限りません。

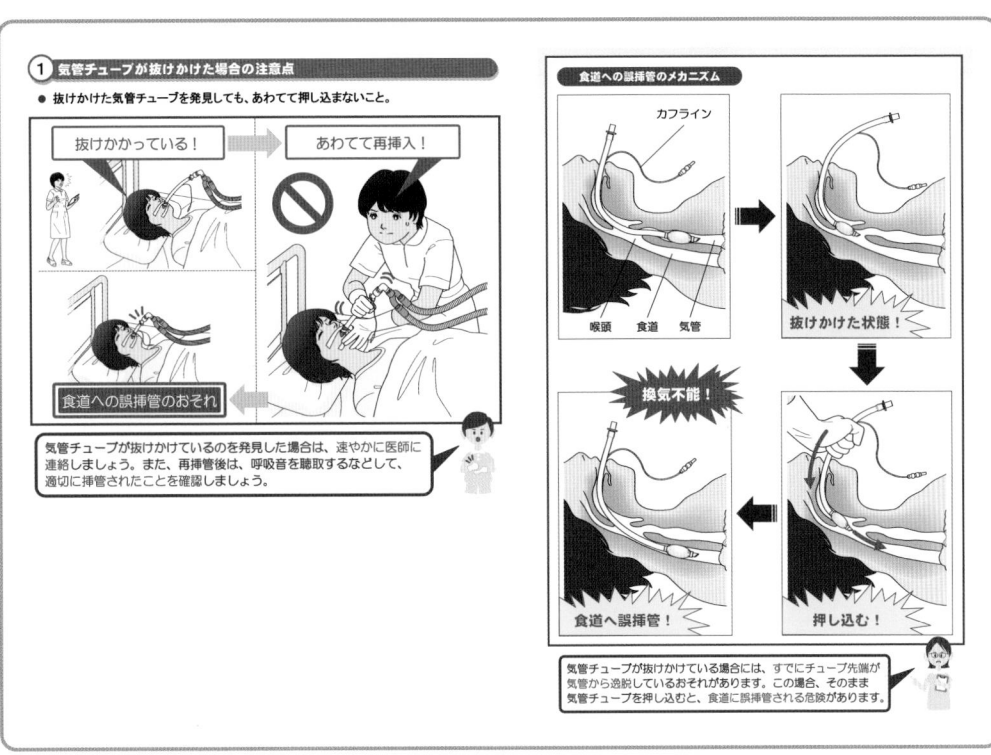

図4 抜けかけた場合の注意点、食道への誤挿管のメカニズム（文献2より転載）

4. パイロットバルーンを見て触ってみましょう！

　挿管チューブや気管切開チューブには、小児用を除くとカフが付いてます。カフの役割はガスリークと誤嚥の防止です。カフ圧力のインジケータとして必ずパイロットバルーンが付いています。多くの教科書には、パイロットバルーンの適正な圧力として、手でつまんだ感触が「耳たぶ程度」の硬さと記載されていますが、実際はよくわからないですし、そもそも感じる個人差が大きいです。カフの適正な容積や圧力を管理するにはカフ圧計による圧管理を強くオススメします。

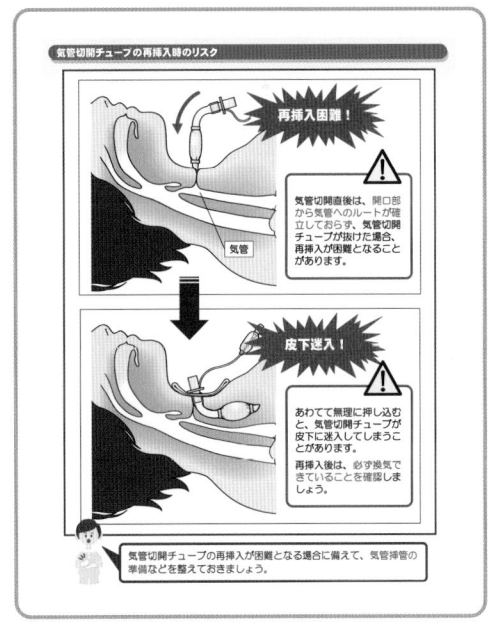

図5 気管切開チューブ再挿管のリスク
（文献3より転載）

トラブル回避のポイント

☑ 図6に示すように、カフのパイロットバルーンは、製造各社によって形状が異なりますのでカフ圧が正常な際の形を覚えておくことと、体感的に正常時のバルーンの硬さは身につけましょう！

☑ 図6右のナス形（紡錘形）のバルーンは、まったく圧がかかっていない状態でも形が変わらないことを知っておく必要があります。すなわち見た目だけではわかりません。触ってやっと分かる程度です。

☑ 扁平形で大きなパイロットバルーンの方が、触った際の判断力が優れる形状であるとPisanoら[4]は報告していますので、パイロットバルーンの形も商品の選択基準にしてもよ

	扁平形		ナス形（紡錘形）
	幅広タイプ	幅狭タイプ	
カフ圧 30cmH$_2$O（正常状態）	正面 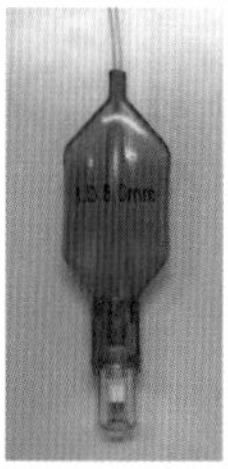	正面 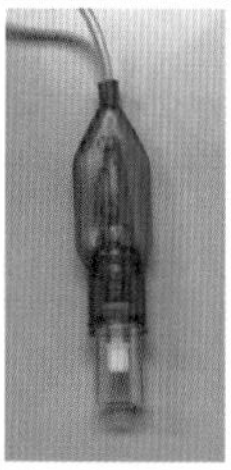	正面 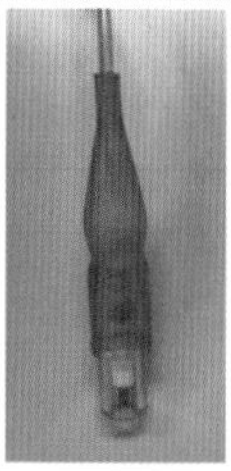
	側面 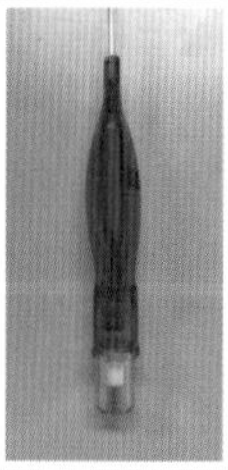	側面 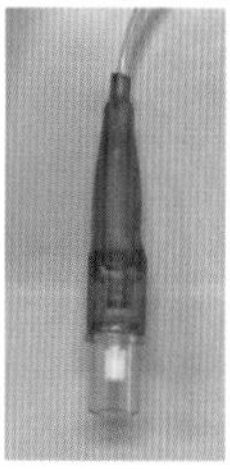	側面（上と同じ写真） 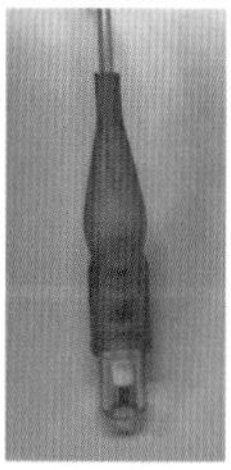
カフ破れ時（異常）	正面 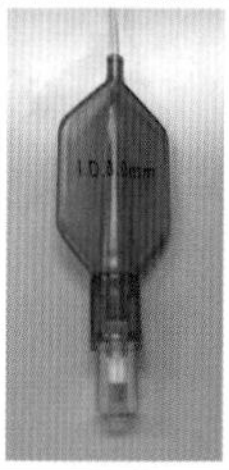	正面 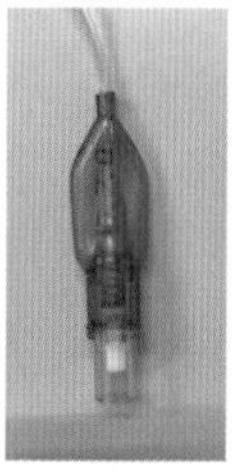	正面 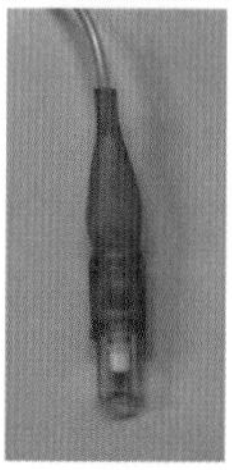
	側面 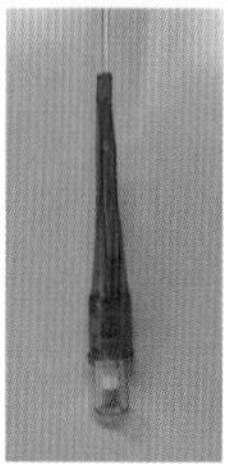	側面 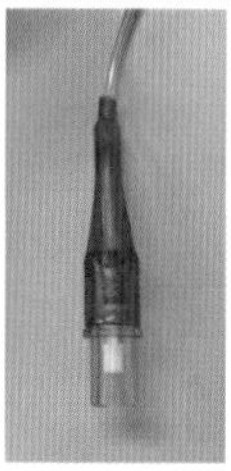	側面（上と同じ写真） 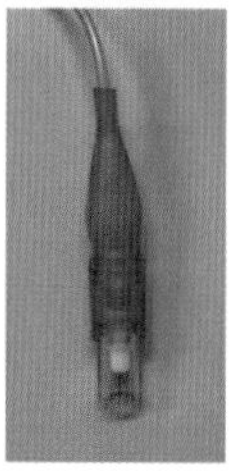

図6　パイロットバルーンの形状による違い

いかもしれません。

☑ **図7**[2] に示すのは、PMDA からの医療安全情報として経口挿管時に"カフの圧ラインを噛み切ってしまう"事例として注意喚起されたものです [2]。圧ラインが切れればカフ内の圧力は抜けてしまいますのでリークします。バイトブロックやチューブホルダーを活用し、さらに圧ラインが歯に当たらない位置を工夫しましょう！

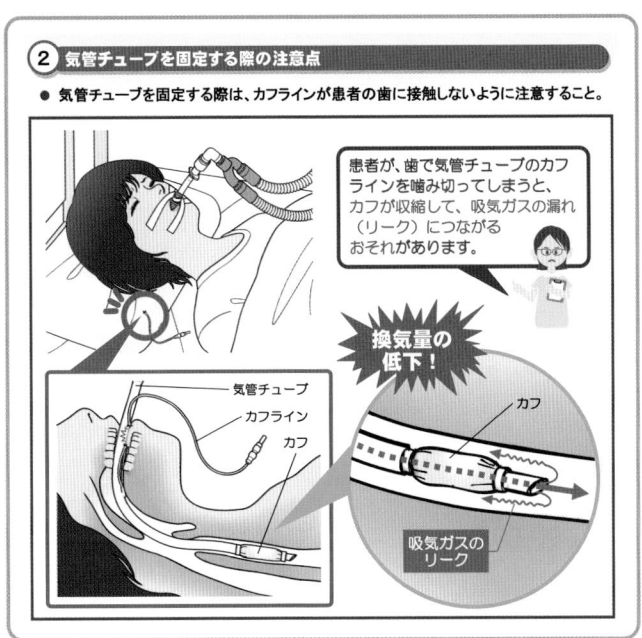

図7　カフラインの破断によるカフ圧低下（文献 2 より転載）

5. その他の気道内圧低下にまつわる　トラブル（患者側の要因）

　気道内圧低下のアラームが鳴動する理由として、回路リークなどのトラブルでなく患者の吸気努力が強い場合があります。VCV で起こりやすく、設定した吸気流速よりも患者が速く吸気をすることで気道内圧が上昇しないことによって起こります。**図8左**は、自発呼吸はないか、またはあっても人工呼吸器側が患者の吸気流速に勝っている形で最高気道内圧は 20cmH$_2$O であることが読み取れます。**図8中**は、自発呼吸が強いため吸気波形が反り上がる形になり、最高気道内圧が 15cmH$_2$O に低下してます。**図8右**は、より強い自発呼吸によって吸気波形は下方に引っ張られており、最高気道内圧は 8cmH$_2$O にしか達していません。

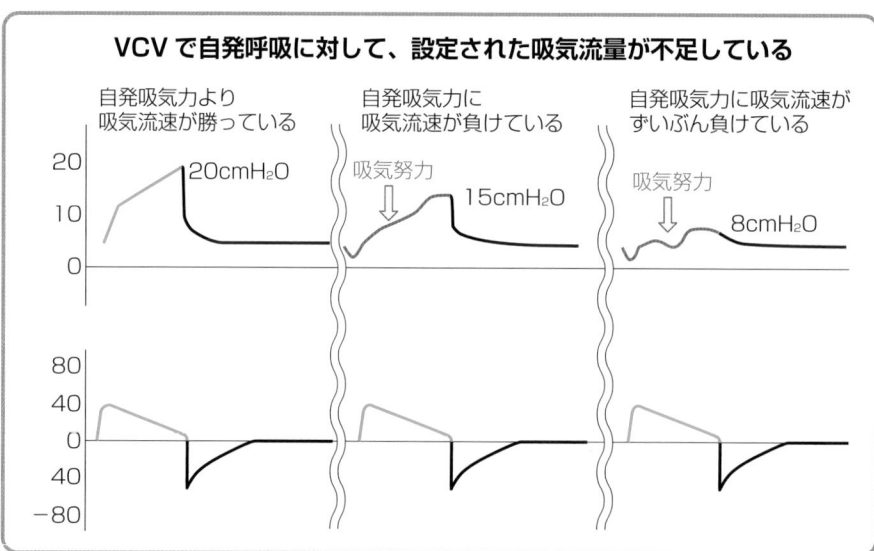

図8 自発呼吸の強弱と最高気道内圧の関係

トラブル回避のポイント

☑ 人工呼吸器のグラフィックモニターの圧波形を読み取る力を付けましょう！
☑ 圧波形の吸気時のカーブは時計回りの弧に上昇することが正常です。
☑ 努力呼吸が強いと吸気時のカーブの弧は反る形になり、最高気道内圧も上がりません。
☑ 人工呼吸器の吸気流速を速める方法もありますが、PCV や自発モードを選択する方が懸命です。

6. おわりに

　人工呼吸管理中に異常を感じて、原因がわからないと不安が大きくなります。そんなときにグラフィックモニターはヒントを示していることが多いのです。原因がわかっても対処法がわからないときもあるはずです。その際は、慌てないで用手換気を行いましょう！換気がある程度でもできていれば最悪のことにはならないものです。そのためにもバッグバルブマスクやジャクソンリースの使い方には習熟してください。

引用・参考文献

1) 独立行政法人医薬品医療機器総合機構. 再周知特集その1（人工呼吸器等の取扱い時の注意について）：PMDA 医療安全情報 臨時号 No. 1（2020年4月）. https://www.pmda.go.jp/files/000234785.pdf ［2022. 10. 6］
2) 独立行政法人医薬品医療機器総合機構（PMDA）. 気管チューブの取扱い時の注意について：PMDA 医療安全情報臨時号 No. 30（2012年4月）. https://www.pmda.go.jp/files/000146088.pdf ［2022. 10. 30］
3) 独立行政法人医薬品医療機器総合機構（PMDA）. 気管切開チューブの取扱い時の注意について：PMDA 医療安全情報臨時号 No. 35（2012年10月）. https://www.pmda.go.jp/files/000144686.pdf ［2022. 10. 30］
4) Pisano A. et al. Assessing the correct inflation of the endotracheal tube cuff: a larger pilot balloon increases the sensitivity of the 'finger-pressure' technique, but it remains poorly reliable in clinical practice. J Clin Monit Comput. 33（2）, 2019, 301-5.

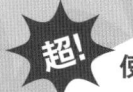 使える **KYT** シート 1章 part.4 ⑮ ダウンロード

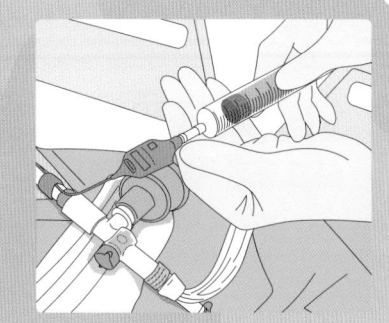

カフの管理を注射器（シリンジ）で行っていませんか?

16 【Part.4】人工呼吸器

気道内圧低下にまつわるトラブル
（人工呼吸器側の要因）

東京慈恵会医科大学附属柏病院 臨床工学部 **永野雄一**

同 技士長 **石井宣大**

1. 気道内圧低下アラームの原因

　気道内圧低下アラームの原因としては、回路リーク、回路外れ、不適切なアラームの設定が挙げられます。アラーム発生時の注意点を図1[1]に示します。

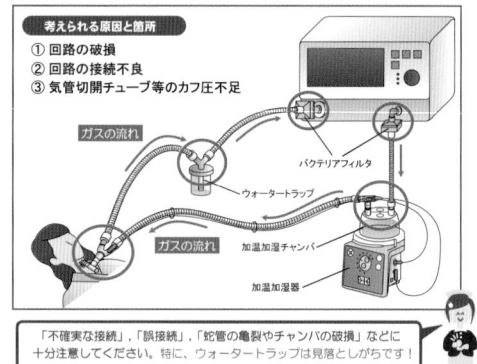

① 低圧アラーム発生時の留意点について

● 低圧アラームや低換気アラームが鳴った時は、回路からのガスリークが考えられます。

考えられる原因と箇所
① 回路の破損
② 回路の接続不良
③ 気管切開チューブ等のカフ圧不足

ガスの流れ

バクテリアフィルタ
ウォータートラップ
ガスの流れ
加温加湿チャンバ
加温加湿器

「不確実な接続」,「誤接続」,「蛇管の亀裂やチャンバの破損」などに十分注意してください。特に、ウォータートラップは見落としがちです！

図1　低圧アラーム発生時の留意点
（文献1より転載）

2. 人工呼吸回路の破損

　患者の体位変換など、回路の取り回しを必要とするケアでは、蛇管ハンガーに固定されている回路を引っ張る、ベッド柵に挟むなどにより回路に亀裂が生じることがあります。亀裂部分から漏れが発生し、リークの要因となります（図2）。

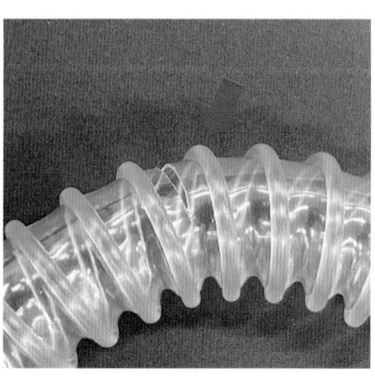

図2　回路の亀裂

☑ 回路は破損するという認識を持ち、丁寧に扱います。

☑ 回路の取り回しを行う際は、回路の余裕を保つようにします。

☑ 体位変換などで回路の移動を伴う際は、蛇管ハンガーの固定を外し、回路を保持してから移動します。回路が安定したら、ハンガーに取り付けます。

☑ 体位変換などケア実施後に異常がないかを確認します。

3. 人工呼吸回路の外れ

接続部の外れ・脱落

人工呼吸器から気管チューブまでの接続部は外れやすい状態です。

●加温加湿器回路

加温加湿器回路では、温度センサーの接続部が、ねじ込み式でロックのないタイプがあ

ります。検査などで搬送時に回路がぶつかった衝撃でセンサーが脱落してしまう場合があります。

●人工鼻

人工鼻は、ガスサンプリング用ポートが付いているタイプがあります。サンプリングポートのキャップは緩い場合があり、しっかり締めないと脱落することがあります（図3）。

ⓐ正常　　　　　　　　　ⓑキャップ脱落

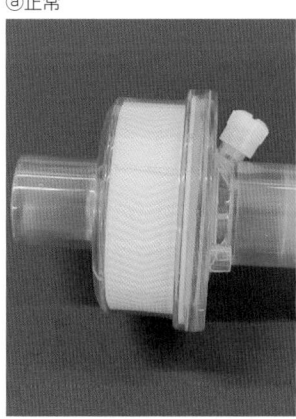 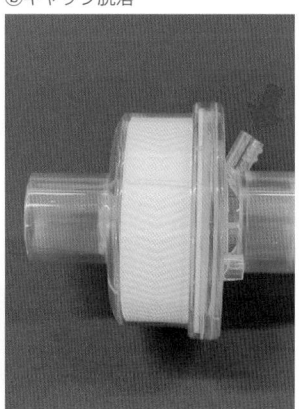

図3　人工鼻のサンプリングポート

●ウォータートラップ

加温加湿器を用いる場合、ウォータートラップを使用する回路があります。ウォータートラップは、回路内の水分が患者や人工呼吸器本体に流入することを防ぐため、一時的に水分を溜め、排水する役割を果たします。

排水後、カップを取り付けるときに斜めに取り付けてしまいリークが発生するなど、装着不良によるリークが発生しやすい箇所です（図4）。ウォータートラップには注意喚起のシールを貼るとよいでしょう[1]。

回路の接続不良

人工鼻や閉鎖式吸引を交換して回路を再接続する際、接続に緩みがあったり、斜めに接続したりすることで、接続不良によるリークを引き起こします。回路の部品を交換する際や、外れた回路を接続する際には注意が必要です。

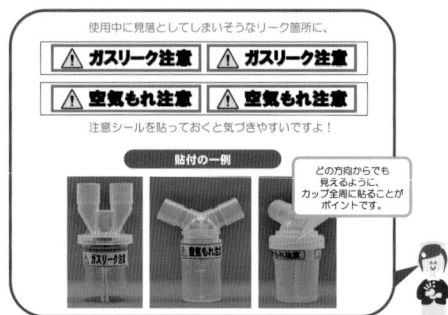

図4　ウォータートラップからのガスリーク
（文献1より転載）

トラブル回避のポイント

- ☑ すべての接続部について、緩みや外れがないか定期的に点検します。
- ☑ 患者搬送後など人工呼吸器を再装着するときは、装着後に患者の胸郭の動き、呼吸波形、モニタリングを確認します。
- ☑ 消耗品の交換後は人工呼吸器の換気量や気道内圧波形に注意し、リークがないことを確認します。
- ☑ 緊急時に正しい接続がわかるように、人工呼吸器に回路図を配置します。

3. 不適切なアラーム設定

人工呼吸器の警報値は、救命的警報と合併症予防警報の2種に大別され、それぞれの目的を理解して適切に設定することが求められています[2]。救命的警報は、最低気道内圧、最低分時換気量、無呼吸、低電圧の警報であり、合併症予防警報は、最高気道内圧、最高分時換気量、頻呼吸の警報が挙げられます。

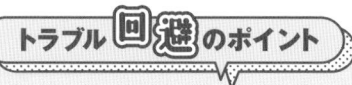

☑ 使用前点検時に、警報設定値を逸脱した際に警報が発報することを確認します。

☑ 使用中点検時に、アラームの設定値を確認します。

☑ 換気モードや換気量などの設定変更時に、アラーム設定値を再考します。

よく出会う **トラブルシーン**

1. ウォータートラップ排水後にカップを装着するとき

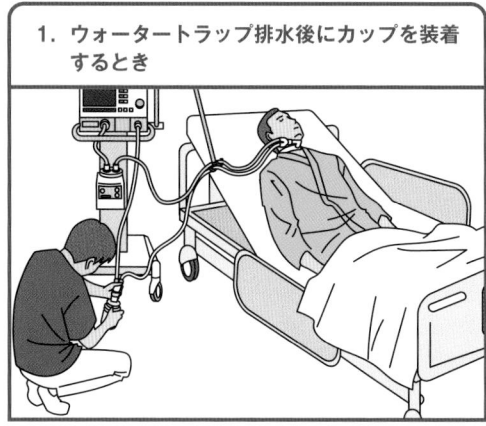

2. 回路の外れ、破損

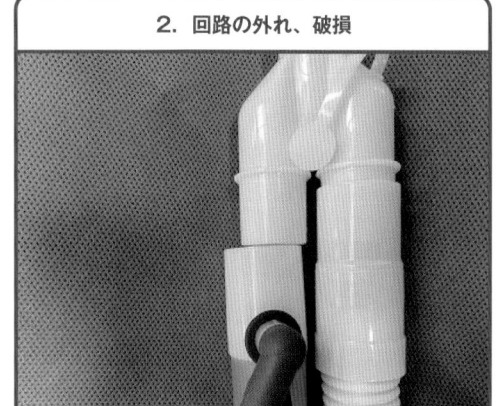

人工呼吸回路の外れ

3. 接続部からのリーク

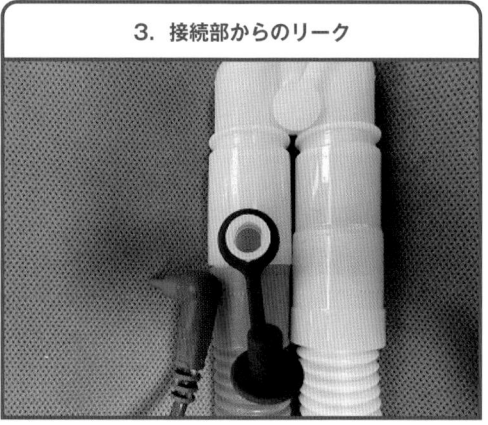

温度センサーの脱落

シーン1

・ウォータートラップの排水後、カップを接続しましたか？

・ウォータートラップのカップは適切に接続されていますか？

・低圧アラームや低換気アラームの発報はないですか？

・送気量と呼気量に差はないですか？

・リークを示唆するような呼吸波形はないですか？

・人工呼吸回路周辺から異音はないですか？

シーン2

・接続部の緩みはありませんか？

・体位変換をする際、人工呼吸回路の取り回しに余裕はありますか？

・体位変換をする際、人工呼吸回路を蛇管ハンガーから取り外していますか？

・ベッド柵を下げる際、人工呼吸回路を挟んでいませんか？

・ケア実施後に人工呼吸回路の接続、胸郭の動きや呼吸波形などで患者の換気状態を確認しましたか？

・アラームの発報はないですか？

・人工呼吸回路周辺から異音はないですか？

シーン3

・温度センサーの脱落はないですか？

・接続部の外れはありませんか？

・低圧アラームや低換気アラームの発報はないですか？

・送気量と呼気量に差はないですか？

・リークを示唆するような呼吸波形はないですか？

・人工呼吸回路周辺から異音はないですか？

それでもトラブルが起こってしまったら… **対処の鉄則**

気道内圧低下アラームが発生したら

・すぐに応援スタッフを呼びましょう。

・用手換気を実施します。

・気道内圧低下の原因を DOPE に沿ってチェックします。

・リーク部分を特定し、原因を解除します。

・消耗品もしくは人工呼吸器を交換します。

用手換気の実施

　リーク発生時には十分な換気が行えていない状況が考えられるため、異常時には用手換気装置へ切り替え、患者への十分な換気を確保することが重要です。

気道内圧低下の原因を DOPE に沿ってチェック

DOPE とは、挿管後に急変した場合に行うチェック項目の頭文字を並べたものです[3]。順番は関係なく、抜けや漏れがないようにチェックします。

気道内圧低下の原因を DOPE に沿ってチェックし、人工呼吸器側の要因によるものか、患者側の要因によるものかを確認します。人工呼吸器側の要因が疑われる場合にはリークテストなどを実施し、リークの有無を確認します。

リーク部分の特定、原因の解除

リークが人工呼吸器側の原因である場合、リークの部分を特定します。ガスの流れに沿って、温度センサーやウォータートラップなどすべての接続部分を確認します。

接続の外れや緩み、回路の亀裂などはよく発生します。接続部分の緩みや亀裂のある部品を交換して、リークが消失することを確認します。原因の特定に時間がかかる場合は、呼吸回路や人工呼吸器本体を交換します。

引用・参考文献

1) 独立行政法人医薬品医療機器総合機構. 人工呼吸器の取扱い時の注意について（その1）：PMDA 医療安全情報 No. 7（2009 年 1 月）. https://www.pmda.go.jp/files/000143605.pdf ［2022. 10. 6］
2) 日本呼吸療法医学会 人工呼吸管理安全対策委員会. 人工呼吸器安全使用のための指針. 第 2 版. 人工呼吸. 28（2）, 2011, 210-25.
3) Vanden Hoek, TL. et al. Part 12: cardiac arrest in special situations: 2010 American Heart Association Guidelines for Cardiopulmonary Resuscitation and Emergency Cardiovascular Care. Circulation. 122（18 suppl 3）, 2010, S829-S61.

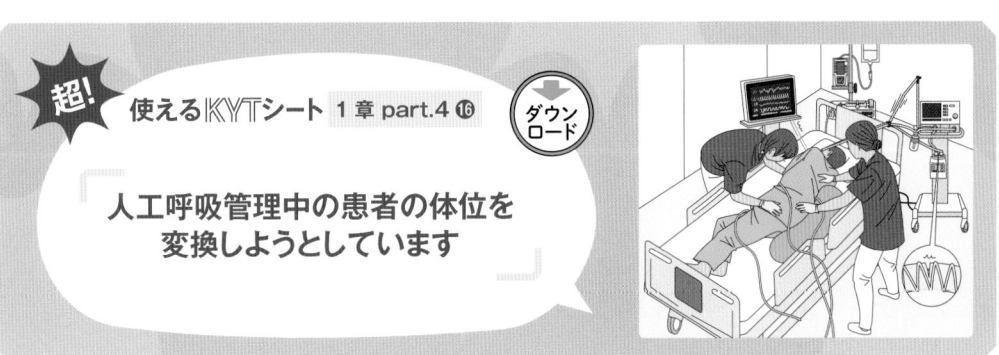

超！ 使える KYT シート 1 章 part.4 ⑯ ダウンロード

人工呼吸管理中の患者の体位を変換しようとしています

17 【Part.4】人工呼吸器

リハビリテーションにまつわるトラブル
（機材関係）

大垣市民病院 医療技術部 リハビリテーションセンター 主任　**戸部一隆**

1. 受動から能動へ

人工呼吸管理下におけるリハビリテーションは、呼吸理学療法を中心とした受動的なリハビリテーションから、患者の能動的な運動や離床などを主体としたリハビリテーションに変化しています。リハビリテーション自体もベッド上にとどまることなく、車いす移動や、場合によっては歩行練習などを行うようになってきました。そのためには深鎮静管理から浅鎮静管理に変える必要があり、予期せぬ行動への危険予測とその対応力が必要となってきます。

本稿では、実際に人工呼吸管理下でのリハビリテーションを経験している立場から、リハビリテーション実施中に起こり得るトラブルについてご紹介します。

2. 気管チューブやルート類の事故抜去

リハビリテーション中は、離床や手足の運動など体動を伴うことが多いため、各種物品（点滴、Aライン、CVルート、経鼻胃チューブ、モニターケーブル、人工呼吸回路など）にテンションがかからないよう注意を払う必要があります。

加温加湿器センサーの外れ、ルート類の交差

ベッド柵の隙間などに点滴ルートが滑り込み、体動に伴いテンションがかかるといったことは比較的起こりやすい事例です。呼吸回路に接続された加温加湿器センサーも同様に、回路から離れてたるんでいたりすると体位変換の際に引っかかり、センサー部分が外れてしまうことがあるかもしれません（図1）。気づきにくいため、加温加湿器のアラーム音や人工呼吸器のリーク波形、または「吸気時間延長」や「回路接続不良」などの呼吸器アラームの原因となることがあります。

さらに、端坐位や立位など、ベッドから体が離れる場合は、各モニターケーブルやルート類などの交差にも注意が必要です。例えば、CVルートの上に重いケーブルが配線されると、体を起こしたときにCVルートに重みが加わり、刺入部に負荷がかかることもあります。

介助時の注意点

気管チューブへの配慮については、第一に事故抜去を防止できるよう患者側回路部分にテンションがかからないよう工夫します。例えば、回路を固定するアームを利用する（図2）ことも対応のひとつです。また、離床の

介助者が気管チューブを把持する場合は、把持する手の一部分を患者の体の一部に接するようにします。これにより急な姿勢変化にも対応できます。

ほかにも、仰臥位の姿勢から端坐位になるときなどは、呼吸回路にテンションがかかりやすいです。特に回路が患者側の近くでアームなどに固定されていると、捻れ方向に負荷がかかることで、トラックケアの接続部分などは容易に外れてしまうことがあります。

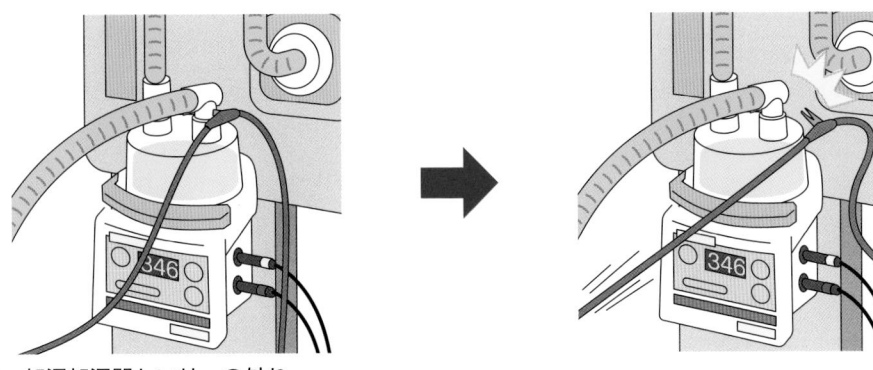

図1　加温加湿器センサーの外れ
センサー部分のケーブルが引っ張られることで抜けてしまいます。

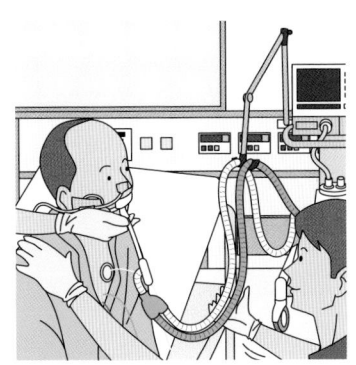

図2　回路の固定
アームを用い、回路を患者側にたるませて可動域に余裕を持たせ、テンションがかからないようにします。

トラブル 回避 のポイント

☑ 離床を実施する前に、脳内で移動シミュレーションを行い、周辺のルートや回路、その他機材をどのように配置して準備するべきかを考えましょう。

☑ 患者の介助量や体動の激しさなどによって、介助者の人数を考慮しましょう。

☑ 呼吸回路の接続部分は事前に緩みがないか確認し、必要があれば締め直しておきましょう。

☑ 端坐位になるとき車いすに移乗する際などは、いったん気管チューブから呼吸回路を外し、移動してから再装着するという方法もあります。事故抜去の防止になりチューブテンションによる患者の苦痛軽減が得られる利点もあります。ただし、人工呼吸器の設定が高いと一時的にでも外すことを避けた方がよい場合もあるため、医師に許可を得る必要があります。

3. 人工呼吸器の非同調

離床を行う際や、ベッド上であっても比較的高負荷のエクササイズなどを行う際は、安静時と比べて換気が亢進する場合があります。このようなリハビリテーションが行える状態は、基本的には覚醒が得られていなければならないので、自発呼吸も確保されていることが予想されます。

運動時の換気リズムとずれが生じる可能性

しかし、人工呼吸器の設定は通常は安静時に合わせて調整してあるため、運動時の換気リズムとずれが生じる可能性があります。特に人工呼吸器が吸気時間を決定するA/Cなどのモード設定であれば、容易にファイティングする場合があります。

SPONTやCPAPモードへの変更が可能な患者については、一時的なモードの変更や、自発モードであってもその時々の換気受容に応じた設定に調整できるよう、医師や臨床工学技士のサポートを得られるとよいでしょう。

トラブル回避のポイント

- ☑ 特に初回離床時、または高負荷トレーニングを行う際は、医師や臨床工学技士の立ち会いをお願いしましょう。
- ☑ 離床の際は、人工呼吸器のグラフィックにも目を配るように心がけましょう。

---

4. 歩行や移動に伴うボンベ残量とバッテリー残量

ボンベ残量

歩行練習を実施しようとする際は、移動を伴わない足踏みで代用したり、ジャクソン・リースによる換気に切り替える場合などがありますが、空気配管を必要としないタービン駆動方式の人工呼吸器の場合は、酸素ボンベから酸素を供給することで、人工呼吸器を装着したまま歩行練習を行うことが可能です。しかし、病室の酸素配管から酸素ボンベに切り替える必要があるため、ボンベ内の酸素は有限であることに注意が必要です。

ボンベ内の酸素は、人工呼吸器設定のF_IO_2に応じて室内気と混ぜ合わせflowをつくります。つまりF_IO_2が高ければ高いほど、ボンベ内酸素を消費する割合が多いということです。また、人工呼吸換気に必要な流量は、「分時換気量＋人工呼吸回路内を流れる定常流」です。定常流は機種ごとに異なりますが、そこに患者の分時換気量の実測値を足すことで、必要酸素流量を算出することができます。

しかし、歩行練習中は安静時の分時換気量より大きくなることが予想されます。ギリギリのボンベ残量で計算していると、途中で酸素残量がなくなってしまう危険があります。

バッテリー残量

バッテリーの残量にも注意します。機種によりバッテリーでの駆動時間が異なるため、前もって確認することが必要になります。さらに、バッテリーで加温加湿器を稼働させる

ことはできないため、歩行練習中の加湿は人工鼻へ変更する必要があります。終了後は、人工鼻を外し、もとの加温加湿器へ戻すこと（両方付けた状態では人工鼻の閉塞が生じます）も忘れないようにしましょう。

トラブル回避のポイント

☑ 実施の際は、新品のボンベを使用することが望ましいです。

☑ 医師、看護師、リハビリテーション関連職種、臨床工学技士など多職種から構成された複数人のチームで実施しましょう。

☑ ボンベや加温加湿器などの付け外しが多いため、終了後はもとの状態に戻ったことを必ず複数人によるダブルチェックで確認しましょう。チェックリストを作成するのもよいでしょう。

5. 回路内水滴の流入や飛散

人工呼吸器の回路内は、水滴が溜まったり、患者から喀出された分泌物で汚染されていることがあります。リハビリテーション実施の際など、大きく姿勢を変えるときは、水滴や回路内汚染物が気管チューブ内へ流入してしまったり、回路が外れた際に水滴が飛散して患者や介助者にかかってしまう恐れがあります。

トラブル回避のポイント

☑ リハビリテーション実施前の回路内の確認、水滴の除去を心がけましょう。

☑ 気管チューブの位置よりも回路が高くならないように注意しましょう。

よく出会う トラブルシーン

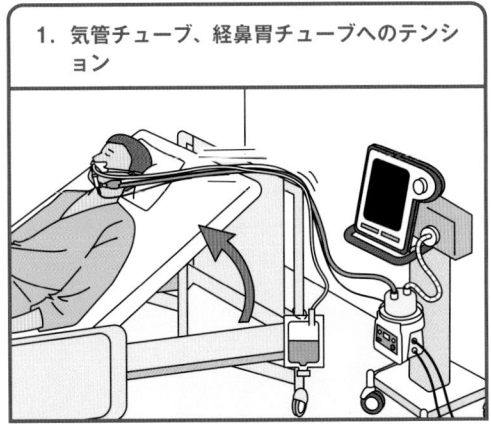

1. 気管チューブ、経鼻胃チューブへのテンション

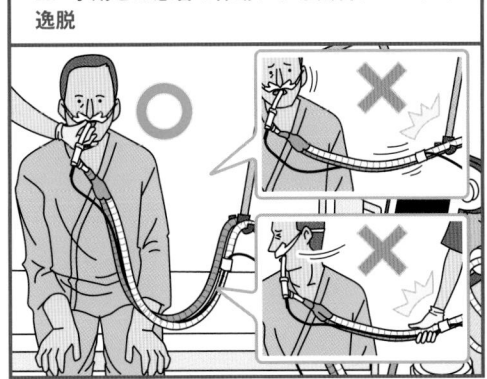

2. 予期せぬ患者の体動による気管チューブの逸脱

シーン1

・ベッドの頭側に向かってまたぐように配置された回路や経鼻胃チューブ、モニターケーブルなどは、ヘッドアップに伴いテンションがかかり、抜去や破損などのトラブルが起こりやすいです。

シーン2

・気管チューブの把持の仕方やアームによる回路固定の方法が悪いと、患者が急に顔の向きを変えたりしたときの融通が利きにくいことがあります。

シーン1、2

・回路内に水滴が溜まっている場合、回路が気管チューブより高く上げられることで気管内に流入してしまう可能性もあります。

それでもトラブルが起こってしまったら… 対処の鉄則

患者に異変が見られたら離床を中止する

・回路の長さに余裕がない場合は、逸脱事故などが起こる前に、人工呼吸器の設置場所を変更しましょう。その後のさらなる離床の場面（端坐位や車いす乗車など）まで考慮し、その他のルート配置なども踏まえて設置できればなお良いです。

・気管チューブにテンションが加わり、逸脱の恐れがある場合は、患者のバイタルサインの確認とフィジカルアセスメントを行うとともに、チューブの深さに変わりはないか、口角部分の固定位置や口腔内でチューブがたわんでいないか確認を行います。逸脱を認めた場合の対処は他稿と同様です。患者を不安にさせないよう、声掛けも忘れないようにしましょう。

・回路内への水滴流入トラブルでは速やかに吸引処置を行いましょう。その後のバイタルサインの変動や肺音聴取で評価を行い、悪化を認めれば離床を中止して臥位姿勢へ戻すことも考慮しましょう。

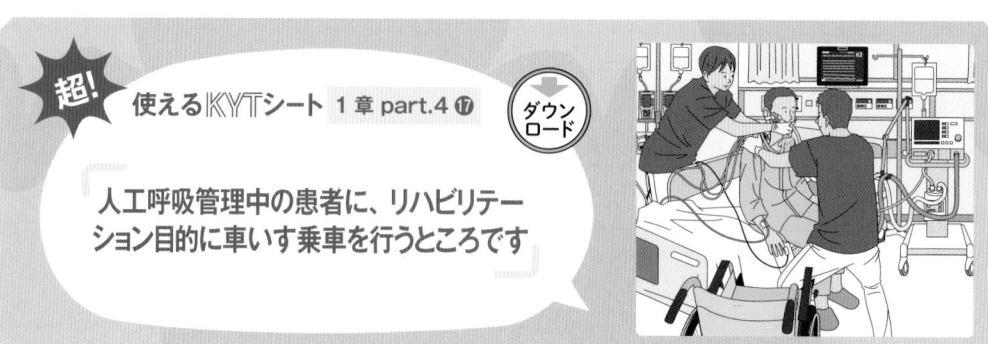

超！ 使える**KYT**シート 1章 part.4 ⑰ ダウンロード

人工呼吸管理中の患者に、リハビリテーション目的に車いす乗車を行うところです

⑱ リハビリテーションにまつわるトラブル
（患者関係）

獨協医科大学埼玉医療センター リハビリテーション科　**藤原勇太**

1. 離床訓練中の転倒

入院中は転倒事象が多い！

　リハビリテーション中の転倒事象は、入院中の事象例として最も多く、ICU をはじめとする入院患者は、地域在住高齢者よりも転倒しやすいことがわかっています[1, 2]。転倒を予防するために、チームで事前にリスク因子を評価・情報共有することが重要です。

転倒する要因は？

　遭遇する転倒の場面は、起立・着坐時の膝折れに伴う転倒や、歩行訓練中の方向転換時に膝折れに伴ってバランスを崩す事象です。

　リスク因子におけるシステマティックレビュー[3]では、転倒歴、身体・認知機能障害、視覚障害、歩行補助具の使用などが明らかになっています。これらは、身体要因・加齢性変化・薬物の影響などによる内的要因と、障害物・履物などによる外的要因とに分けられます。

いつ・どんな場面で転倒するの？

　内的要因は、ICU 在室中に生じる急性のびまん性筋力低下（ICU-acquired weakness；ICU-AW）やフレイル（虚弱）などによる筋力・バランス能力の低下が挙げられます。また、周術期管理後の特性として、術後の循環血液量の減少に伴う起立性低血圧に注意が必要です。加えて、浮腫による足関節の可動域制限や臥床によって身体後方に血流の移動を認めるため、立位時に後方重心となり転倒することもあります。

　高齢者は、せん妄を発症したり認知機能が低下している場合もあります。注意機能低下と医療従事者のオリエンテーション不足で、急に立ち上がったり座ったりする事例にも注意が必要です。

　外的要因は、ルート類・機器などを複数留置した状態で離床を行うことも多く、それらに引っかかり転倒するリスクがあります。

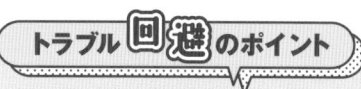

トラブル回避のポイント

- ☑ MRC スコアを用いて筋力の評価を行います。ICU-AW の診断基準である 48 点以下では、膝折れなどのリスクを考慮しましょう。
- ☑ ベッドサイドでも簡易的に行えるバランスの評価を行います。方法として、「開眼片脚立ち時間」があります。5 秒以内は転倒リスクが高い[4] と判断します。
- ☑ 鎮静度は RASS（鎮静スケール）− 1〜0 を目安とし、協力度合いテスト[5] で 5 つの質問を行い、5 点満点であれば協力が得られやすい精神機能と判断します。訓練内容が理解でき、協力が得られるか評価しましょう。
- ☑ カンファレンスなどで、離床計画・必要な人員数・補助具の選定などを共有します（図 1）。
- ☑ ルート類をまとめてテープで固定する、ゆとりを持たせるなど、環境整備を行います（図 2）。

離床禁忌基準　　　月　　日　患者名：　　　　　　　様　急変時指示：Full code/DNR/ 不明 / その他（　　　）

中枢	□ 6 時間以内に出現した新たな意識レベルの変調
	□ 鎮静：過鎮静、不穏（RASS-5,-4,+3,+4）
	□ 頭蓋内圧：ICP がコントロール目標内にない（目標は < 20cmH₂O）
	□ 頭部損傷や頸部損傷の不安定期

中枢神経系
循環 / 呼吸系
その他

循環・呼吸	□ 6 時間以内に発症した重症不整脈（現状もコントロール不十分）
	□ 循環動態：PCPS、IABP などの補助循環を必要とする場合／昇圧剤、強心薬使用しても血圧が維持できない場合
	□ バイタルサインの変調：心拍数（≦ 50 回 or ≧ 120 回）、血圧（指示範囲内）、呼吸数（> 35 回）、SpO₂（SpO₂ < 90%）
	□ 切迫破裂の危険性がある未治療の動脈瘤がある場合
	□ ペースメーカー：ペーシングフェラーがある
	□ 自覚症状：冠動脈病変が否定できない胸部症状、その疑い

医師が総合的に判断し離床許可された場合離床開始

その他	□ 担当医の許可がない場合
	□ 離床に際し、安全性を確保するためのスタッフ数が揃わないとき
	□ 鼠径部・大腿部に A シースが挿入された患者（抜去後安静解除前も含む）
	□ 体温：> 39.0℃　< 35.0℃　低体温療法中（復温中も含む）
	□ コントロール不良の疼痛がある場合
	□ 活動性出血がある場合
	□ 透析カテーテル、動脈/静脈カテーテルの固定が不十分もしくは長さが十分確保できない
	□ 不安定または固定されていない骨折（骨盤、脊椎、下肢）及び脊髄保護が必要な患者

必要人員：__3__ 人必要
離床側 ⓡ 左 側に起きる
予定時間 __10：00__
後方介助

御不明点やこの用紙の使用方法についての問い合わせはリハビリテーション科までご連絡ください。
※離床＝端座位〜立位〜車椅子や歩行等

獨協医科大学埼玉医療センター　1 版（2019.1）

図 1　患者の情報を共有するためのリスト
（獨協医科大学埼玉医療センター）

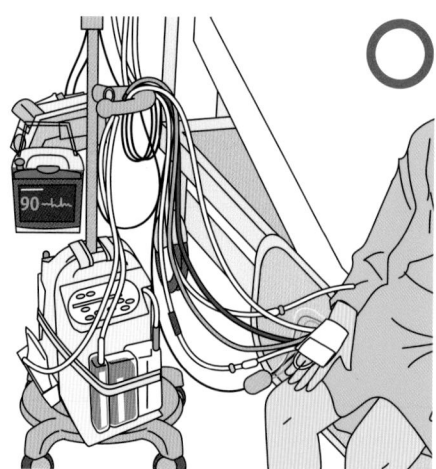

図 2　ルート類をまとめるなどの環境整備の実施

2. 低酸素血症

最も多い有害事象！

　人工呼吸器装着患者におけるリハビリテーション中の有害事象発生率は4%以下であり、最も多い有害事象は「低酸素血症」[6]です。病態によってさまざまですが、①シャント、②換気血流比不均等、③拡散障害、④肺胞低換気が要因で生じます。

3. 離床中に生じやすいトラブルは？

　人工呼吸器を装着している患者は、分泌物が肺や口腔・カフ内に貯留し、シャントが生じやすい状態です。運動は換気が促進され咳嗽反射が誘発されやすく、気管チューブを舌で押し出すなど、ずれや抜去に注意します。

　低酸素血症は中枢機能の影響を認め、不安・不穏となり、パニックに陥ることがあります。指示の理解が困難となる場合もあり、二次的なトラブルへの発展に注意が必要です。

　安静時は問題がなくても、運動に伴い換気や血流の追随が不足することで、換気血流比不均等が進展し、運動誘発性低酸素血症を認めることもあります。

　急速に低酸素血症を認めた場合、人工呼吸器のチューブ接続ミス・抜去や酸素ボンベの残量不足となるトラブルに注意しましょう。

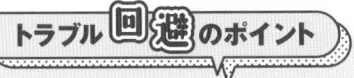

トラブル 回避 のポイント

- ☑ 離床前、喀痰や吸引で口腔・カフ内をケアしておきましょう。
- ☑ 事前に呼吸方法・休息肢位の指導をしましょう。運動中に生じやすい事象など、オリエンテーションを行うと患者が危機を予測でき、パニックの回避につながりやすいです。
- ☑ 運動誘発性低酸素血症を認める場合、運動時のみ F_IO_2 を増量するなどの工夫も必要です。
- ☑ 移動距離・訓練時間を予測して、酸素ボンベの残量・使用時間の計算をしておきましょう。

よく出会う　トラブルシーン

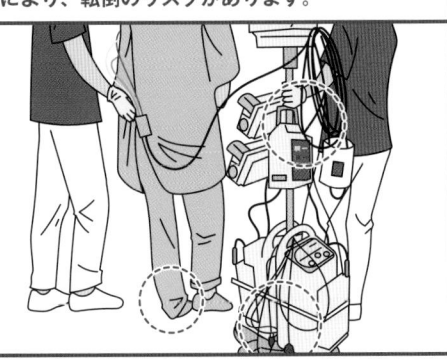

1. 衣類・靴のサイズが合っていない上にルート類の固定が不十分です。術後であり、起立性低血圧・肺血栓塞栓症に伴う意識レベルの低下により、転倒のリスクがあります。

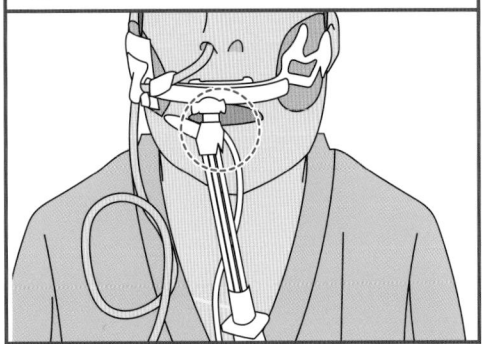

2. 口腔内の貯留物の影響による咳嗽や、舌でチューブを押し出すことによる気管チューブのずれや抜去、カフを噛んで閉塞するなど換気不良に伴う低酸素血症が急速に認められます。

シーン1

・衣類のサイズや靴の種類などを調整し、ルート類はテープなどで仮止めしましょう。

・急激な循環の重力負荷は起立性低血圧を誘発するため、段階的に離床を行いましょう。

・肺血栓塞栓症のリスクに備えるため、モニターは絶えず観察します。モニターは、歩行の進行方向かつスタッフが見える位置に設置します。

シーン2

・離床の際、不快感を与えないように口腔内などをケアしておきます。バイトブロックなどを使用し、チューブの閉塞にも対処していきます。

・気管チューブを固定するスタッフが、口角部位に目印をつけ、チューブの深さ・位置が離床に伴い変化がないか確認します。

それでもトラブルが起こってしまったら… 対処の鉄則 ✨

転倒してしまったら

・外傷部位を確認し、すぐには移動させずに、安静を確保します。

・意識レベルとバイタルサイン、モニタリングを継続して評価しましょう。

低酸素血症を認めたら

・患者をベッドへ戻し、気道確保の肢位をとるなど次の処置に備えましょう。

・グラフィックモニターを観察し、呼吸のパターンの確認、聴診などを行います。

・事故抜管でない場合でも、換気を確保するためにバッグバルブマスクで用手換気を行ったり、一時的に酸素濃度を上げるなどの対応も検討しましょう。

転倒時はあせらず患者の安静を保つ

　外傷部位を確認します。障害部位によっては骨折・脳出血や嘔吐、徐々に意識レベルの低下を認めることもあります。応援を呼ぶ一方、常に意識を確認することはもちろん、二次的な合併症を防ぐためにもすぐに患者を移動させずに、人員が集まるまで待ちましょう。

低酸素血症は第一に換気の確保

　再挿管して、第一に換気の確保を行いましょう。人工呼吸器は、患者の呼吸を代替・補助する役割を担っているという認識を持ちましょう。抜去後は急激な換気不良を認めます。フィジカルアセスメントを行い、適切に換気がされているか評価をし、バッグバルブマスクなど、換気の補助を行いながら次の治療に備えましょう。

引用・参考文献

1) 上内哲男編. 特集：転倒リスクに気づき、転倒を予防する. ディアケア. https://www.almediaweb.jp/expert/feature/1911/ [2022.10.4]
2) Lake, ET. et al. Patient falls : Association with hospital magnet status and nursing unit staffing. Res Nurs Health. 33 (5), 2010, 413-25.
3) Deandrea, S. et al. Risk factors for falls in community-dwelling older people : a systematic review and meta-analysis. Epidemiology. 21 (5), 2010, 658-68.
4) Vellas, BJ. et al. One-leg balance is an important predictor of injurious falls in older persons. J Am Geriatr Soc. 45 (6), 1997, 735-8.
5) De Jonghe, B. et al. Paresis acquired in the intensive care unit: a prospective multicenter study. JAMA. 288 (22), 2002, 2859-67.
6) Adler, J. et al. Early mobilization in the intensive care unit: a systematic review. Cardiopulm Phys Ther J. 23 (1), 2012, 5-13.

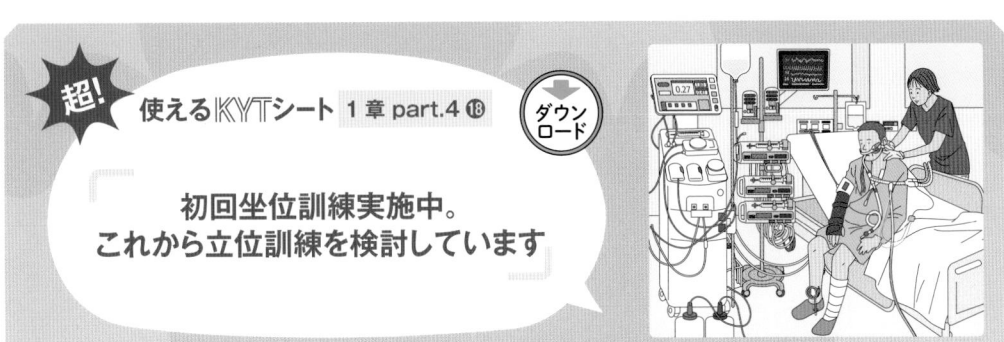

超！ 使える KYTシート 1章 part.4 ⓲ ダウンロード

初回坐位訓練実施中。
これから立位訓練を検討しています

19 【Part.5】離脱中

病棟ウィーニングにまつわるトラブル
（人工呼吸器側の要因）

公立陶生病院 中央リハビリテーション部 主任　**平澤　純**

1. スタンバイからの換気開始忘れ

病棟での人工呼吸器離脱の試みとして、一時的に離脱してTピースで呼吸状態を確認する自発呼吸トライアルや、徐々に離脱時間を延長させるOn-Off法を行うことがあります。

一時的に人工呼吸器を外す場合は、呼吸器設定を"スタンバイ"にしますが、再装着する際のトラブルには要注意です。特に、換気されていない人工呼吸回路を患者に装着してしまったら大変です！

トラブル 回避 のポイント

- ☑ 再装着前にテスト肺で換気の確認を行いましょう（ほかの人工呼吸器トラブルも未然に防げます）。
- ☑ 人工呼吸器再装着時には、複数名でダブルチェックしましょう。
- ☑ 再装着前のチェックリストを作成しましょう。

2. スタンバイ中の回路内結露

人工呼吸器のスタンバイ中は、人工呼吸器装着中に加温加湿された空気が冷やされます。その結果、回路内が結露して水滴が溜まります（**シーン2** [p.113]）。そのまま人工呼吸器を再び稼働させて患者に装着すると、水滴が気道内に入ってしまい、バッキングして患者に多大な負担がかかります。また、人工呼吸器関連肺炎（VAP）につながりかねません。

トラブル 回避 のポイント

- ☑ 人工呼吸器のスタンバイから再開する前に、回路内に水滴が溜まっていないかを確認しましょう。
- ☑ 蛇腹など見えづらいところに水滴が溜まっていることもあるので、回路を揺すって水滴をウォータートラップに移動させましょう。

3. スタンバイからの加温加湿器の電源入れ忘れ

患者から人工呼吸回路を外してスタンバイにする際に、加温加湿器の電源を切り忘れるとアラームが鳴ります。一方、患者に再装着した後に加温加湿器の電源を入れ忘れても、アラームは鳴りません。加温加湿器の電源の入れ忘れにも注意しましょう。

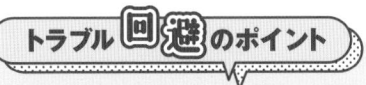

トラブル回避のポイント

☑ 加温加湿器の電源を入れたか、チェックリストなどで確認しましょう。

よく出会う **トラブルシーン**

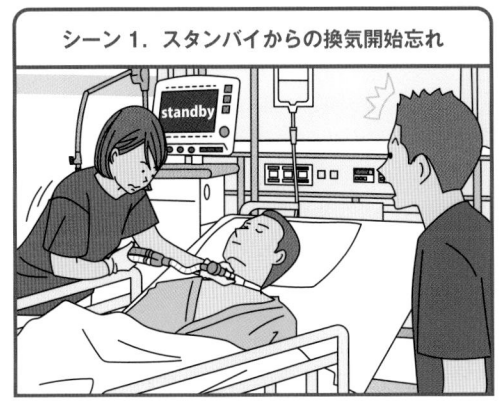

シーン1. スタンバイからの換気開始忘れ

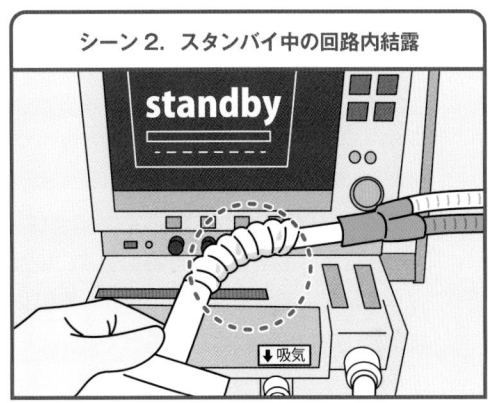

シーン2. スタンバイ中の回路内結露

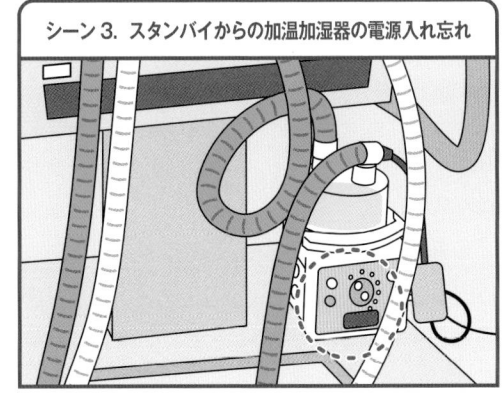

シーン3. スタンバイからの加温加湿器の電源入れ忘れ

シーン1

・バイタルサインや呼吸状態に変化がないことに安心して、患者へ人工呼吸回路を再装着する
ことだけに気が向いていませんか？

・人工呼吸器の電源は入っていますか？ スタンバイのままになっていませんか？

・人工呼吸器は指示通りの設定で正常に作動していますか？

シーン2

・人工呼吸器を外している間に、回路に変化はありませんか？ 結露が生じたり、回路が引っ張
られて破れたりしていませんか？

シーン3

・加温加湿器を使用している場合は、電源を入れましたか？

それでもトラブルが起こってしまったら…　**対処の鉄則**

患者に換気開始忘れの人工呼吸回路を装着してしまったら

・速やかに換気していない呼吸回路を患者から外し、患者のバイタルサイン、呼吸状態
（SpO_2、呼吸数など）を観察します。

・呼吸回路を外す際は、気管切開チューブの事故抜去に注意しましょう。

・換気開始後は観察を強化して、異常があれば医師へ報告するなどの対応を考慮します。

水滴などが気管内に流れ込んだ場合は

・必要に応じて気管吸引を行います。低酸素を呈する可能性があるため、患者の状態によ
っては吸入酸素濃度を上げてから吸引しましょう。

加温加湿器の電源を入れ忘れた場合は

・加温加湿器の電源が長時間入っていないと、気道分泌物が硬くなることがあります。去
痰不全による低酸素や気道内圧上昇などに注意しましょう。

4. トラブル発生時は観察を強化

　患者に人工呼吸回路を装着する前は、必ずテスト肺を用いて指示書通りの設定で換気が行えているか確認します。それにより、スタンバイからの再開忘れだけでなく、ほかの人工呼吸器トラブルからの回避にもつながります。

　一時的に人工呼吸器の離脱を試みるような患者は、呼吸予備力があまりありません。万が一トラブルが起こってしまったら呼吸状態が悪化する可能性が高いので、フィジカルアセスメントや生体モニターなどの観察を強化しましょう。

 使える KYT シート 1章 part.5 ⑲
ダウンロード

スタンバイの状態から
人工呼吸器を再装着しようと
しています

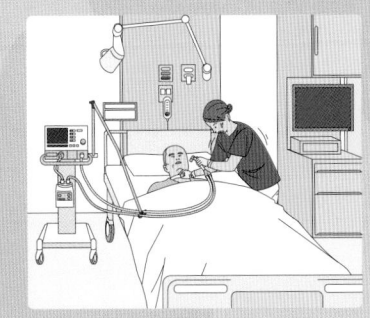

Part.5

⑲病棟ウィーニングにまつわるトラブル（人工呼吸器側の要因）

20 【Part.5】離脱中

病棟ウィーニングにまつわるトラブル
（患者側の要因）

佐久総合病院 理学療法科 主任 **松本武志**

1. 状態悪化に気が付かない

ICU や救急病棟など急性期病棟でのウィーニングは、自発呼吸トライアル（SBT）が主流ですが、一般病棟でのウィーニングは、気管切開下で中・長期間人工呼吸管理を行っている患者が多く、自発呼吸が安定している状態で、少しずつプレッシャーサポート（PS）を漸減させ、次に人工呼吸器からの離脱時間の漸増と人工呼吸器再装着とを繰り返し、完全な離脱を目指す On-Off 法で進めていくのが一般的です。

On-Off 法による人工呼吸器からの離脱中は、PS や呼気終末陽圧（PEEP）などの呼吸サポートを受けられず、自発呼吸のみでは酸素の需要と供給のバランスが保てなくなり、状態が悪化してしまう危険も潜んでいます。また、人工呼吸器を再装着した際にも、適切に人工呼吸器が作動しているか、人工呼吸器との非同調が出現していないか、PS や PEEP による呼吸・循環動態への悪影響が出現していないかなどの評価も必要です。このように、On-Off 法にはさまざまなトラブルが起こり得ることを理解し、対応できるように準備しておくことが重要です。

そして病棟ウィーニングで一番大切なことは、SpO$_2$ の値だけを確認するのではなく、フィジカルアセスメントを十分に行い、呼吸数や他のバイタルサイン、検査データなどとも照らし合わせて、離脱前・離脱中・人工呼吸器再装着後の経時的変化を評価しながらウィーニングを進めていくことが重要です。

以下に On-Off 法に潜んでいる状態悪化の原因を紹介します。

● 人工呼吸器離脱中

①末梢気道閉塞や肺胞虚脱による無気肺の発生

②呼吸仕事量の増大による呼吸筋疲労（分時換気量の増大や浅速呼吸による死腔換気の増大）

③人工鼻や T ピースへの酸素チューブ接続忘れ

④加湿不足や気道クリアランス能力低下による蓄痰

⑤人工鼻への喀痰付着による閉塞

⑥胸腔内圧減少に伴う呼吸・循環動態への悪影響（心負荷の増大や肺うっ血）

⑦呼吸困難感の増強によるパニック様症状

⑧上記の影響などによる SpO$_2$ の低下、換気量の低下、呼吸仕事量の増大

● 人工呼吸器再装着後

①人工鼻と加温加湿器の併用

②人工呼吸器との非同調

③多量の痰が移動したことによる低換気や気道閉塞

④肺胞再拡張や胸腔内圧上昇に伴う呼吸・

循環動態への悪影響（心拍出量の減少や再膨張性肺水腫）

⑤これらの影響などによる SpO_2 の低下、換気量の低下、呼吸仕事量の増大

トラブル回避のポイント

離脱前・離脱中・再装着後の経時的変化を評価することが重要です！

- ☑ フィジカルアセスメントの変化を確認しましょう（胸郭の動き、呼吸音、呼吸パターン、呼吸リズム、痰貯留の有無、意識レベル、不穏やせん妄、皮膚温や皮膚湿潤の変化など）。
- ☑ バイタルサインの変化を確認しましょう（呼吸数、SpO_2、血圧、心拍数など）。
- ☑ 痰の性状や喀痰量、気道クリアランス能力の変化を確認しましょう。
- ☑ 離脱トライアル中止基準の設定と、離脱トライアル中止後の対応手順を共有しましょう。
- ☑ 事前の呼吸法を練習しましょう（努力を要さない腹式呼吸の練習や浅速呼吸の予防など）。
- ☑ 事前の気道クリアランス能力の評価や排痰アプローチを練習しましょう。

2. 患者からの拒否

中・長期間人工呼吸器を使用している患者は、換気能力が低下していることが多く、そのために補助換気や PS を付加し、呼吸仕事量を軽減させる目的で人工呼吸器を使用していることが多い印象です。従って、人工呼吸器からの離脱中は、呼吸仕事量が増大し、呼吸困難感が強くなる可能性があり、換気能力が低下している患者にとっての呼吸困難感の増強は、強い不安感を引き起こす可能性があります。その際には、患者自ら人工呼吸器の再装着を求める場合もあり、患者を励ましながら離脱トライアルを継続するべきなのか、離脱トライアルを中止するべきなのか悩んでしまうことも経験します。

そこで On-Off 法を開始する際には、人工呼吸器から一時的に離脱させる目的や目標時間、呼吸困難感が強くなる可能性や中止基準などを患者へ説明し、患者と一緒に人工呼吸器離脱を進めていくことが重要です。しかしながら、患者によっては十分な説明がかえって大きな不安を与えてしまう可能性もあり、病態だけではなく患者の個性や精神機能、認知機能なども考慮した上で、説明の方法を検討する必要があります。

トラブル回避のポイント

- ☑ 患者への On-Off 法を説明しましょう。その際、かえって十分な説明が不安を助長させる可能性もあることに注意しましょう。
- ☑ 精神認知機能を評価しましょう。
- ☑ 呼吸困難感を表出するための評価スケールの準備を行いましょう（NRS、VAS、修正Borg、face スケールなど）。

3. 急変時の対応ミス

　On-Off法は、人工呼吸器からの離脱と再装着を繰り返し行うため、上記のトラブルに加えて、気管切開カニューレのトラブルも起こり得ることを知っておく必要があります。特にカニューレの事故抜管やカニューレの閉塞、カフのトラブルなど、急変につながる場合もゼロではありません。そのためOn-Off中も気道急変に対応できるように、各施設の運用に応じた準備が必要となります。

　また、離脱トライアル中は人工鼻やＴピースに酸素チューブを接続していることが多いため、急変時のバッグバルブマスク対応時には、酸素チューブの接続忘れがないように注意が必要です。

トラブル回避のポイント

☑ 急変時（気管切開カニューレのトラブル）対応マニュアルの確認と準備を行いましょう。

よく出会う　トラブルシーン

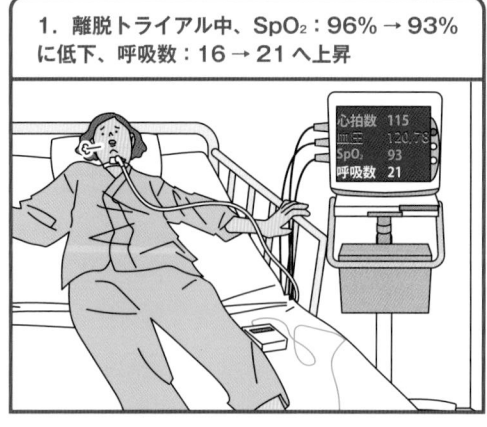

1．離脱トライアル中、SpO₂：96% → 93%に低下、呼吸数：16 → 21へ上昇

心拍数	115
血圧	120/78
SpO₂	93
呼吸数	21

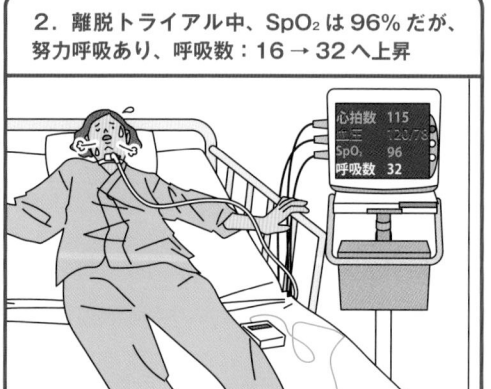

2．離脱トライアル中、SpO₂は96%だが、努力呼吸あり、呼吸数：16 → 32へ上昇

心拍数	115
血圧	120/78
SpO₂	96
呼吸数	32

ここに注目！

・フィジカルアセスメントを行いましょう。

・バイタルサインを確認しましょう。

・呼吸困難感の評価を行いましょう。

・離脱中の酸素投与デバイスの確認を行いましょう。

・不安が強くパニック様症状となり、浅速呼吸になっていないかを確認しましょう。

・離脱トライアル中止基準の確認と、中止時の対応方法を確認しましょう。

・SpO₂の急激な低下を伴うシーソー呼吸の出現や呼吸音の消失

→気道閉塞（気管切開カニューレの閉塞、気管切開カニューレの位置異常、中枢気道の蓄痰）の可能性が高いです。喀痰吸引や気管切開カニューレを確認し、緊急コールとバッグバルブマスク換気を行いましょう。

・気管カニューレの事故抜管

→第1章 Part.4 ⑦（p.44）参照。

・SpO₂が少しずつ低下してきている、もしくはSpO₂は変わらないが呼吸数の増加や努力呼吸が強くなっている

→人工鼻を使用している場合、喀痰による汚染がないかを確認し、さらに酸素配管から正しく接続され必要流量が流れているか、人工鼻やTチューブへ酸素チューブが接続されているかなど、酸素投与ルートを認識しましょう。

→フィジカルアセスメントを行いましょう。ラトリングの出現、胸郭挙上の左右差出現、呼吸音の左右差出現、呼吸補助筋の過活動などがある場合は、蓄痰や無気肺出現の可能性あるため、体位ドレナージや呼吸介助、喀痰吸引や排痰補助装置の使用、加湿の強化などで対応します。改善しない場合は離脱トライアル中止基準を確認し対応しましょう。

→呼吸仕事量の増大による呼吸筋疲労が出現しているのか、不安による精神的な要素なのか評価を行いましょう。フィジカルアセスメントを行いながら安楽な体位に整え、腹式呼吸への誘導や呼吸介助などを行い、浅速呼吸ではなくリラックスした呼吸を誘導しましょう。それでも呼吸数の増大や努力呼吸が軽減しない場合は、呼吸筋疲労が出現している可能性もあり、離脱トライアル中止基準に照らし合わせながら医師へ報告しましょう。

→離脱トライアルが中止となった場合は原因検索を行い（表）[1]、今後の対応方法をチーム内で共有し、次回の離脱トライアルへつなげることが重要です。

表　離脱トライアル失敗時に考える原因（文献1より転載）

	原因	具体例
呼吸ドライブや過呼吸筋の不足	中枢神経	脳幹の異常、不適切な鎮静・鎮痛、せん妄、不安、抑うつ
	末梢神経・呼吸筋	ICU-AW、横隔膜機能不全 ギラン・バレー症候群、重症筋無力症などの神経・筋疾患
	電解質異常	低リン血症、低マグネシウム血症、低カルシウム血症
	内分泌疾患	甲状腺機能低下症、副腎不全
呼吸仕事量の増加	胸郭コンプライアンス低下	浮腫、腹腔内圧上昇、腹水、胸水、肥満、胸郭形成、後側彎症など
	肺コンプライアンス低下	肺炎、肺水腫、肺胞出血、間質性肺疾患、内因性PEEPによる過膨張など
	気道抵抗上昇	チューブ内に分泌物が付着している、喀痰、気管軟化症、気管支攣縮など

ICU-AW：ICU-Acquired Weakness

引用・参考文献

1) 櫻谷正明ほか. 人工呼吸器離脱困難の基礎知識. みんなの呼吸器 Respica. 16 (3), 2018, 214-21.
2) 特集：呼吸器離脱. INTENSIVIST. 4 (4), 2012, 200p.
3) 横山俊樹ほか編. 人工呼吸器クイックリファレンスブック. みんなの呼吸器 Respica 2020 夏季増刊. 2020, 大阪, メディカ出版, 328p.

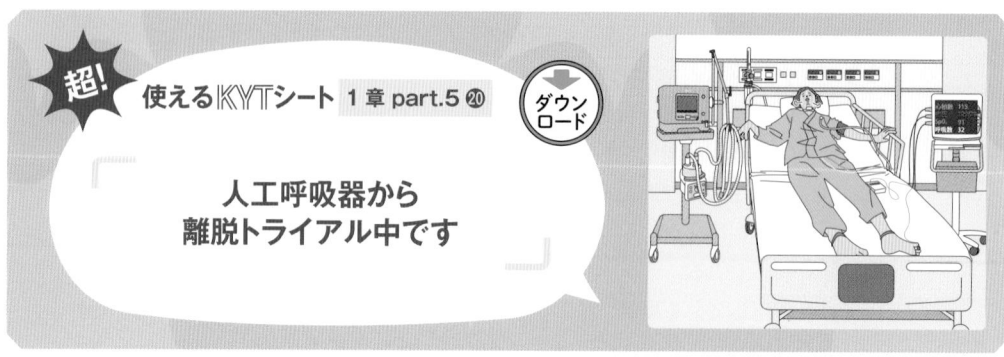

超！ 使える KYT シート 1章 part.5 ⑳ ダウンロード

人工呼吸器から
離脱トライアル中です

㉑ 【Part.5】離脱中

スピーチバルブにまつわるトラブル

日本赤十字社愛知医療センター 名古屋第一病院 東棟6階病棟／慢性呼吸器疾患看護認定看護師 **山北利恵**

1. 気管カニューレの入れ間違い

離脱を進めたいときに必要な気管カニューレは？

人工呼吸器から離脱を進める段階と、離脱が成功したときに使用する気管カニューレはそれぞれ異なります。

気管カニューレの種類は単管、二重管、カフ付き、カフなし、窓付き、窓なしなど多くあります。気管切開をしたまま発声訓練を行う場合は、自分で気管切開チューブから空気を吸い、声帯から口腔に流して発声する必要があります。そのため、呼気を声帯から口腔に流すためにカフを脱気するか、またはカフなしのチューブへの変更が必要になります。離脱中、誤嚥による障害が生じない場合にはスピーチカニューレ（気管切開しながらでも発声することができるカニューレ。自発呼吸があり、酸素投与がなくても SpO_2 を保てる、痰が少なく誤嚥がない人が適応）を使用することが多いです。スピーチカニューレは穴付き／穴なしがあり、用途によって使い分けることができます。

発声訓練時は穴付きのスピーチカニューレを使用しますが、急ぐと間違って穴なしを使用し閉塞してしまうことがあります。使用方法を理解していないと間違いにも気付けないことがあるので注意が必要です（**図1**）[1]。

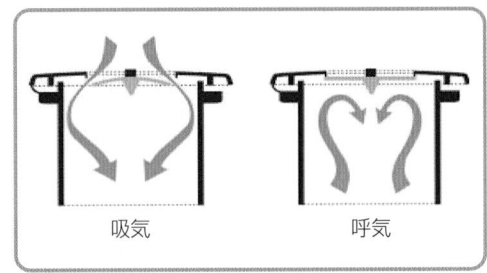

吸気　　　　　　　呼気

図1 スピーチバルブの構造図
（文献1より転載）

トラブル 回避 のポイント

☑ スピーチカニューレの特徴や取り扱いを理解しましょう。気管切開用のマニュアルを作成しておくことも必要です。

☑ スピーチカニューレの穴付き、穴なしを一緒に置かないようにしましょう。

☑ 発声訓練を行う際に使用する物品はセットしておきましょう。

☑ 看護師2人でダブルチェックしましょう。

2. ワンウェイ・スピーチバルブと人工鼻の装着間違い

スピーチバルブって？

　人工鼻とスピーチバルブは形状が似ているので、装着間違いが起こりやすいです（図2)[2]。装着を急いでいたり、近くに置いてある場合に間違いが起こりやすくなります。また、それぞれの蓋の意味を理解していないと、間違えていることにも気付けません。人工鼻はほこりなどを防ぎ、呼気による加温加湿効果がありますが、閉塞するリスクもあるため使用時に注意が必要です。スピーチバルブは気管切開した患者が肉声で発声・会話するための器具です。スピーチバルブと人工鼻の赤いキャップの装着間違いもあります。見た目は違いますが、急いでいるときなどスピーチバルブと赤いキャップが同じ所にあると間違える可能性があります。また、離脱中は気管カニューレを閉じるために赤いキャップを付けるので、間違いが起こりやすいです。

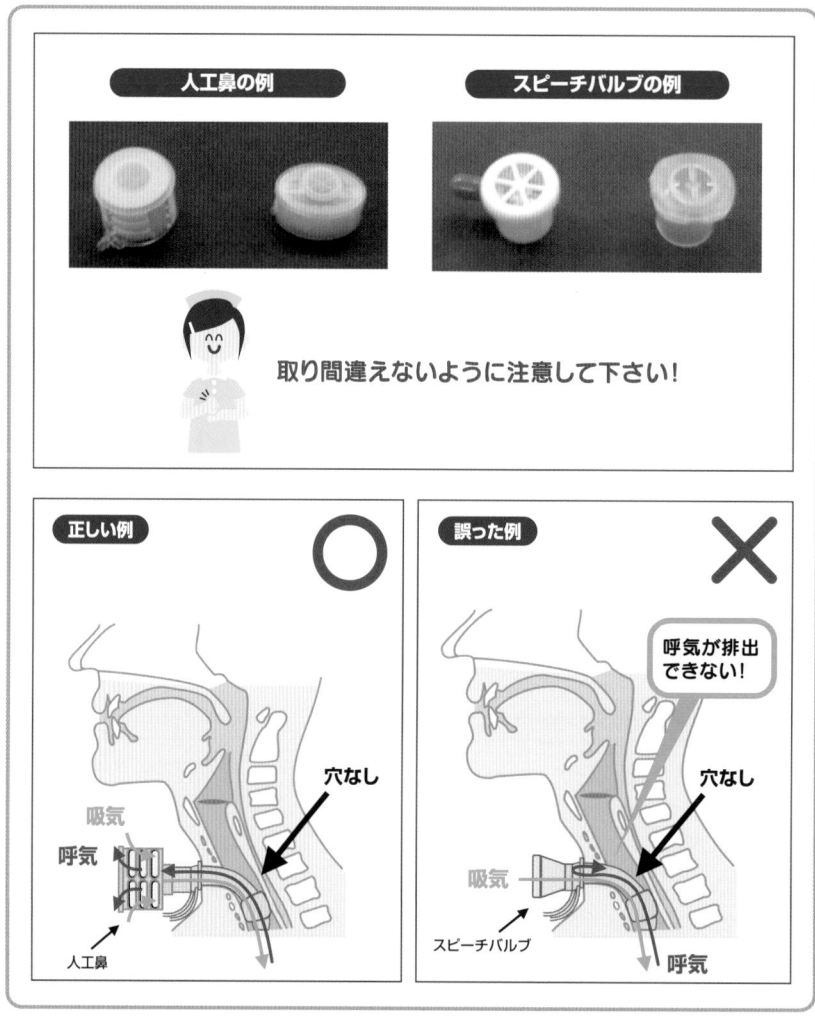

図2　人工鼻とスピーチバルブの取り違えに注意する
（文献1より転載）

トラブル 回避 のポイント

☑ 製品の種類（スピーチバルブ、人工鼻の赤いキャップ）などの正しい取り扱い方法について
スタッフへの教育を徹底しましょう。

☑ 発声時に使用する物品セットはまとめておいて置きましょう。

☑ スピーチバルブを装着した場合は呼吸音を聴取しましょう。

☑ スピーチバルブの弁の動きを確認しましょう。

☑ 使用しない人工鼻の赤いキャップは片づけましょう。

よく出会う トラブルシーン

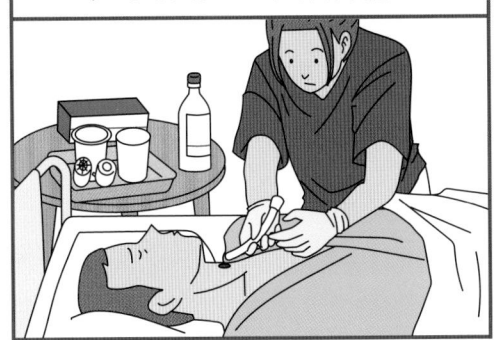

シーン1．カニューレの入れ間違い

発声訓練を行う患者のカニューレを交換する場面。穴付き気管チューブに穴付きカニューレを装着する際に、誤って穴なしカニューレを装着してスピーチバルブを接続し閉塞状態となってしまった。

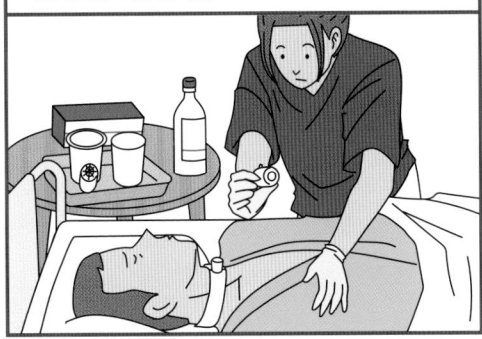

シーン2．ワンウェイバルブ・スピーチバルブと人工鼻の装着間違い

患者の発声練習が終わったので穴なし気管カニューレに人工鼻を装着する際、誤ってスピーチバルブを付けてしまった。

ここに注目！

シーン1

・スピーチカニューレの穴付き、穴なしを一緒に保管してはいけません。

・発声訓練を行う物品はセットで置きましょう。

・一人の看護師で判断せず看護師でダブルチェックを行いましょう。

・スピーチバルブを装着後は患者の呼吸音を確認しましょう。

・スピーチカニューレの特徴や取り扱いを押さえておくようにしましょう。

シーン2

・患者の呼吸状態を観察しましょう。

・どのカニューレが挿入されているかを確認しましょう。

・一人の看護師で判断せず、看護師でダブルチェックを行いましょう。

それでもトラブルが起こってしまったら… **対処の鉄則** ✨

カニューレの入れ間違い
・患者の呼吸状態を観察しましょう。
・ただちに酸素投与しましょう。
・スピーチバルブで閉塞しているため加湿が必要です。
・一人で対応せず応援を呼びましょう。
・スピーチカニューレの特徴や取り扱いについて院内で勉強会を実施しましょう。

ワンウェイバルブ・スピーチバルブと人工鼻の装着間違い
・スピーチバルブを外し人工鼻に付け替えましょう。
・患者の呼吸状態に合わせたモニタリングを行いましょう。
・直ちに酸素投与、必要な吸引を行いましょう。
・一人で対応せず応援を呼びましょう。
・ワンウェイバルブ・スピーチバルブ・人工鼻の特徴や取り扱いについて、院内で勉強会を実施しましょう。
・患者に説明しスピーチバルブを外し、人工鼻に付け替えましょう。

対応のポイント

カニューレの入れ間違い

　穴付きカニューレを装着する際に、間違って穴なしカニューレを装着すると、呼気が排出できなくなり呼吸困難になります。患者の呼吸状態を観察し、直ちに酸素投与、モニタリングを行いましょう。スピーチバルブで閉塞しているため気道内が加湿されておらず、痰の粘稠度が高い状態になり、加湿が必要となります。想像していない出来事が起こると焦ってしまうため、一人で対応せず応援を呼ぶことも重要です。スピーチカニューレの特徴や取扱方法が周知されていなければ防ぐことができないため、院内で使用されている製品についての勉強会を実施する必要があります。

ワンウェイバルブ・スピーチバルブと人工鼻の装着間違い

　人工鼻はほこりなどを防ぎ、呼気による加温加湿効果があります。そこに間違ってスピーチバルブを付けてしまうと、呼気が排出できなくなり呼吸困難になるため直ちに酸素投与などが必要になることがあります。また痰などで閉塞していることも考えられるため、必要であれば吸引も実施します。患者の状態に合わせてモニタリングを行います。ワンウェイバルブ・スピーチバルブ・人工鼻の特徴や取り扱い方法が周知されていなければ防ぐことができないため、院内で使用されている製品の勉強会を実施する必要があります。

引用・参考文献

1) 独立行政法人 医薬品医療機器総合機構（PMDA）．気管切開チューブへのスピーチバルブ等の誤接続の注意について：PMDA 医療安全情報　No. 3（2008 年 1 月）．https://www.pmda.go.jp/files/000143971.pdf［2022. 9. 24］
2) 公益財団法人日本医療機能評価機構（医療事故情報収集等事業）．医療事故防止事業部　第 65 回報告書（2001 年 1 月～3 月）．https://www.med-safe.jp/pdf/report_65.pdf［2022. 9. 24］

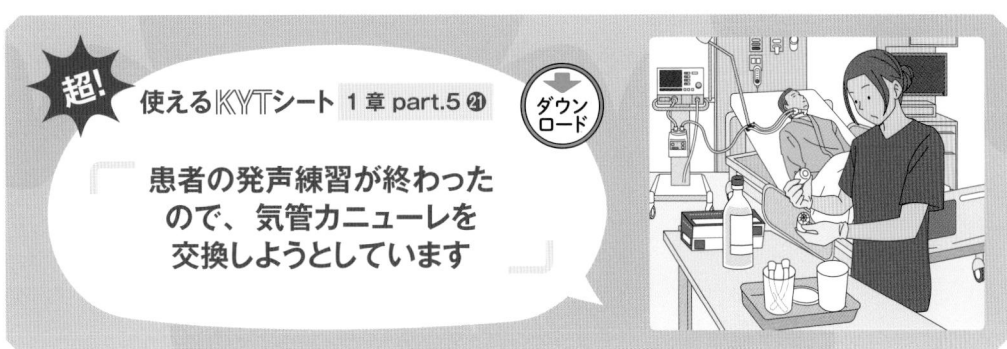

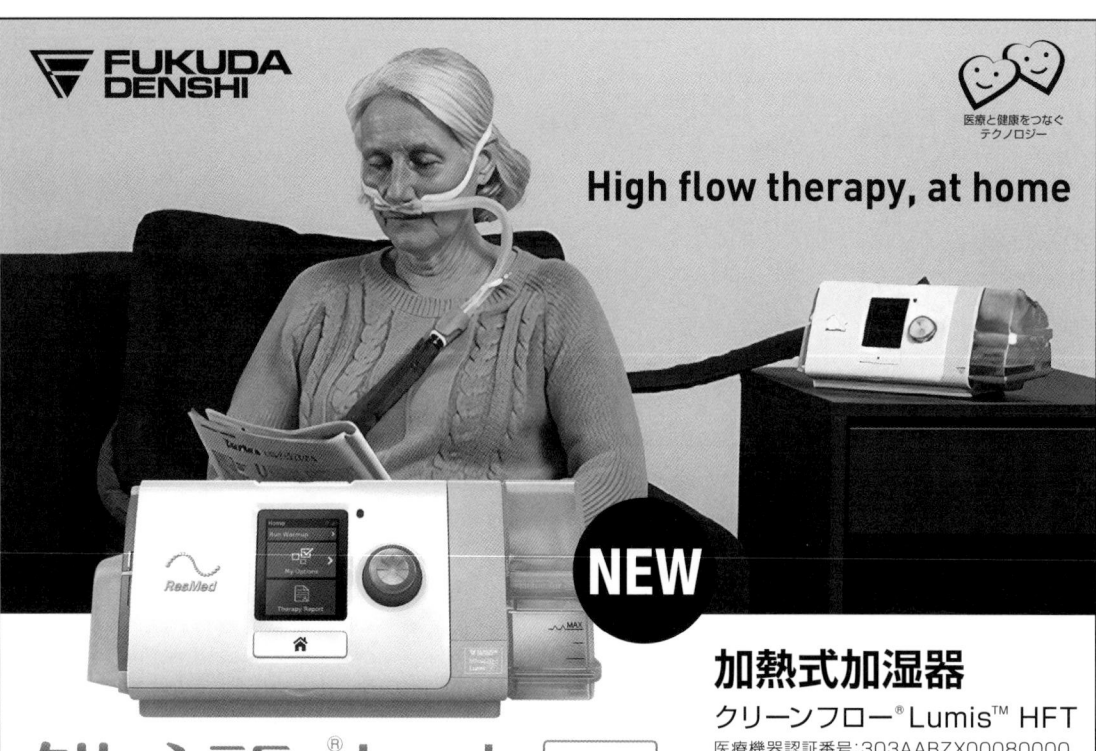

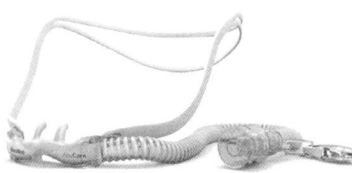

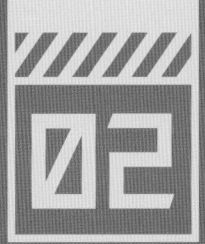

第2章 危険が潜むシーン＠外来

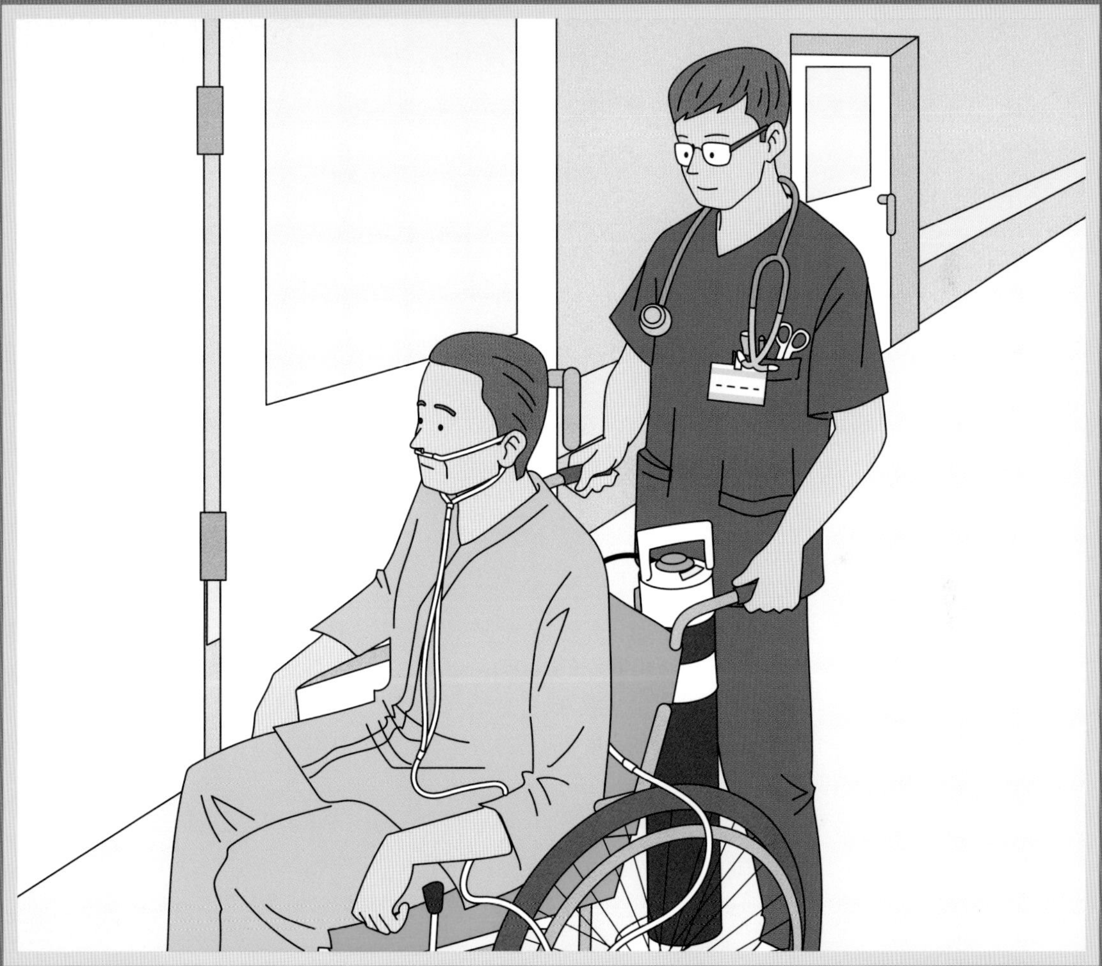

> どんなリスクが
> 考えられるでしょうか？ ： 2章part.1 ❷　KYTダウンロードシートをチェック！

酸素ボンベにまつわるトラブル【呼吸器外来】

日本赤十字社愛知医療センター名古屋第一病院 臨床工学科 **中井悠二**

1. 外来待ち時間中に酸素がなくなった

　酸素ボンベにまつわるトラブルは、公益財団法人 日本医療機能評価機構の「医療事故情報収集等事業」でも毎年多くの報告があります。その中でも酸素ボンベ残量がなくなる事例は毎年トラブル件数の上位を占めており、最も気を付けるべき酸素ボンベのトラブルといえます。

　酸素ボンベの使用は酸素療法を行っている患者が移動する場面、例えばX線やCTなどの各種検査やリハビリ、手術室への送り迎えなどで必要となります。医療施設内でも経験する場面が多いため、医療者は慣れや慢心からヒューマンエラーを起こしやすい点に注意が必要です。

　酸素ボンベ残量がなくなる原因を大別すると、ボンベ残量・使用可能時間の確認不足と圧力調整器の不良が挙げられますが、前述の日本医療機能評価機構の情報では、トラブルの多くは残量の確認を怠ることで発生しています。正確なボンベ残量を把握するためには、高圧ガスボンベの内容量の計算式（ボイルの法則）を覚えておくとよいでしょう。

トラブル 回避 のポイント

- ☑ 酸素ボンベ使用前には必ずボンベ残量を確認しましょう。
- ☑ 酸素ボンベ残量の計算は、「ボンベ内容積（L）×ゲージ圧力（気圧）」で計算します。
  　例）マスク5L/minで酸素療法を施行中で、圧力調整器の値が10MPa（≒100気圧）だった場合の使用可能時間は……
  　3.4L（医療用酸素ボンベの内容積）（図1）[1] ×100＝340L、340L÷5L/min＝68分

- ☑ 酸素ボンベ残量早見表（図2）を用意しておくと、使用可能時間の把握がスムーズに行えます。
- ☑ ヒューマンエラーをゼロにすることは難しいとされています。ボンベ残量に対して警報を発する装置を利用するとより安全です（図3）。いろいろな種類の装置が市販されています。
- ☑ 圧力調整器は故障している場合があります（図4）。圧力調整器や流量計は酸素ボンベに装着したままにせず、使用前に正常動作の確認を行いましょう。

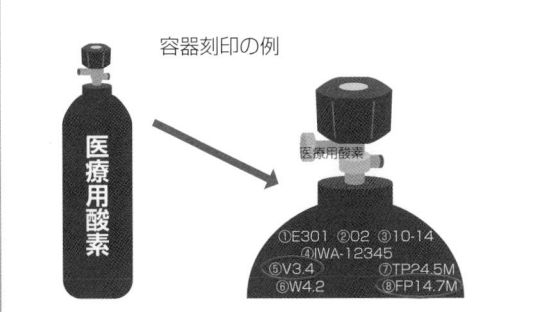

①	容器所有者登録記号番号
②	充填するガスの種類
③	容器検査年月（耐圧試験）
④	容器の記号番号
⑤	内容積（L）
⑥	質量（kg）
⑦	耐圧試験圧力　単位：MPa
⑧	最高充填圧力（圧縮ガス）　単位：MPa

図1　医療ガス容器の刻印：一般社団法人 日本産業・医療ガス協会（文献1を参考に作成）

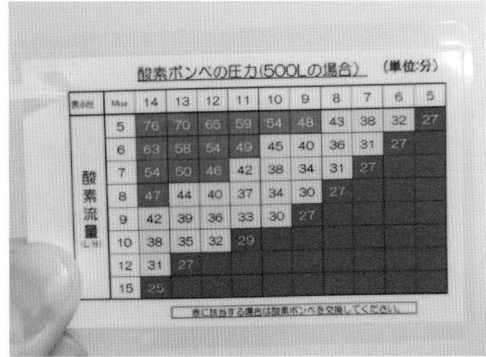

図2　酸素ボンベ残量早見表

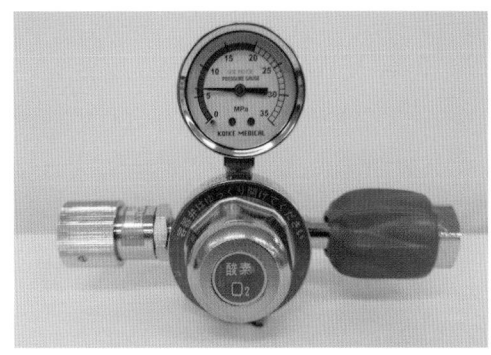

図4　故障した圧力調整器（針の位置がずれている）

ⓐ通常作動時（緑色点灯）　ⓑ酸素ボンベ容量低下時（赤色点滅、通知音）

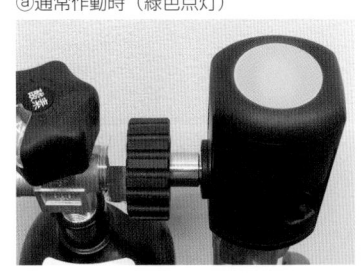

ⓒ外形およびボンベ取り付け

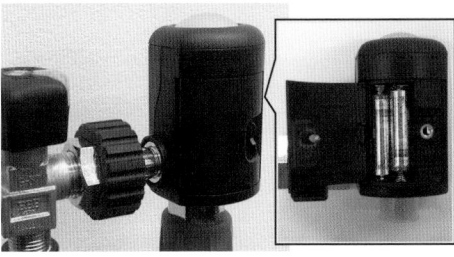

図3　酸素ボンベアラーム
（画像提供：山形酸素株式会社）

ボイルの法則

ボイルの法則とは、

「温度が一定のとき、（物質量が一定の）気体の圧力 **P** は体積 **V** に反比例する」という法則です。

$$PV=k \text{ または } P_1V_1=P_2V_2=k \quad \text{※ } k= \text{定数}$$

つまり（物質量と温度を一定に保った）気体に圧力をかけると体積は小さくなり、圧力を下げると体積は大きくなります。

ここで酸素ボンベのこと考えてみましょう。医療施設の酸素ボンベの最高充填圧力、つまり新品の状態での圧力は 14.7MPa です（**図1**）。これは工学気圧で約 150 気圧に相当します。酸素をボンベから取り出して使用する際は大気圧、すなわち 1 気圧の状態になります。これをボイルの法則に当てはめて計算すると…

150 気圧 × 3.4L（ボンベの内容積）= 1 気圧 × VL

V = 510L

つまり 150 気圧で 3.4L あった酸素は、1 気圧の状態に取り出すと 150 倍に膨れ上がります。ボンベの圧力が 10MPa なら ≒ 100 気圧なので 100 倍に、1MPa なら ≒ 10 気圧なので 10 倍になります。ボンベの残量が計算できたら、患者の酸素使用量（L/min）で割り算してボンベの使用可能時間を把握しましょう！

2. ボンベ流量計付け替え時の漏れ（トラブル）

ボンベ流量計、すなわち圧力調節器一体型流量計（一般名：高圧ガスレギュレータ）とボンベとの接続箇所をバルブ（継手）といいます。流量計付け替え時のガス漏れを含むトラブルは、このバルブの接続に問題があるために起こります。

医療用ボンベのバルブ規格にはネジ式バルブとヨーク式バルブがあります（**図5**）。特にネジ式バルブの場合はネジを締めながらの接続となるので、斜めに取り付けないように注意が必要です。ネジ山が摩耗劣化してすり減っている場合は、十分な締結力が得られない場合があります。またいずれのバルブでも、ボンベとの接続部にＯリングと呼ばれるパッキンがあります。このＯリングの外れや破損もガス漏れの原因となります（**図6**）。

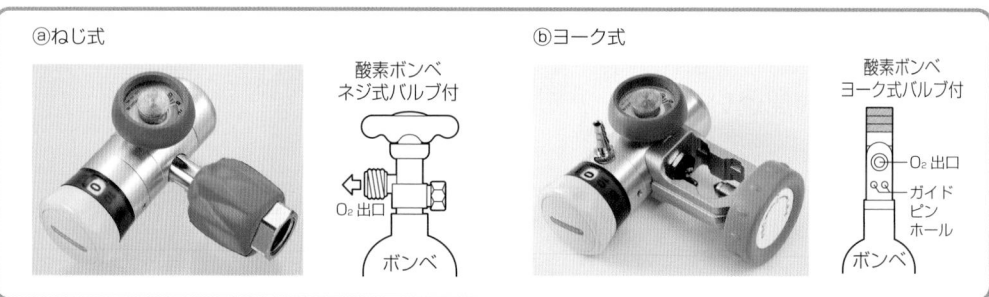

図5 ねじ式バルブとヨーク式バルブの圧力調整器一体型流量計（フロージェントルプラス）
（画像提供：株式会社小池メディカル）

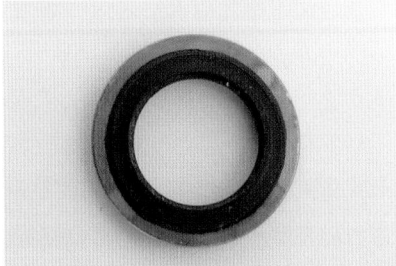
ⓐ正常なOリング

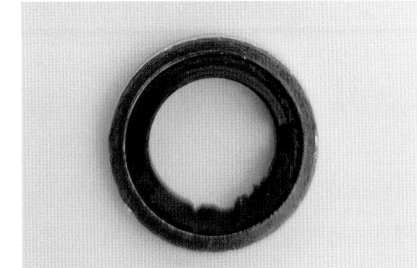
ⓑ破損したOリング

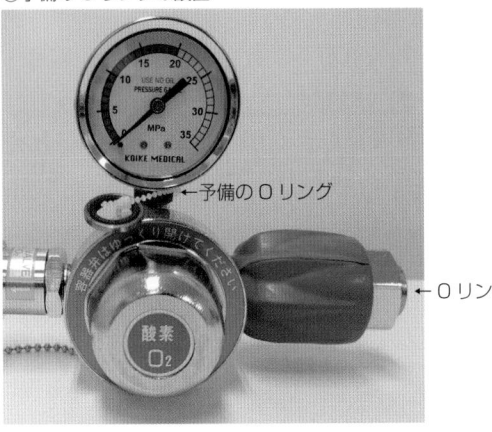
ⓒ予備のOリングの設置

予備のOリング

Oリング

図6　Oリング

トラブル回避のポイント

☑ ボンベと圧力調整器や流量計を接続する前にOリングの状態を確認しましょう。

☑ 患者に使用中の酸素ボンベはできる限り付け替えを避けましょう。そのためには使用前にボンベ残量と使用可能時間を把握しましょう。

☑ それでも使用中の酸素ボンベに交換が必要になる場合は、あらかじめ流量計を設置した替えのボンベを用意してバルブからの付け替えを回避しましょう。

3. ボンベ種類間違い

　酸素ボンベの取り違え事故は、多くが二酸化炭素ボンベと間違えることで起こっています。ここでは二酸化炭素ボンベとの取り違えに焦点を当てて説明していきます。

　ボンベ種類間違いにより本来酸素が投与さ

れるべきところに二酸化炭素が投与されると、急性二酸化炭素中毒に低酸素症が相乗して最悪の場合は死に至るとされています[2]。また高濃度二酸化炭素吸入による死因は低酸素血症によるものではなく、二酸化炭素中毒による単体ものであるとの報告もあります[3]。いずれにせよ重篤な健康被害が起こるとされ

ており、独立行政法人 医薬品医療機器総合機構（PMDA）でも PMDA 医療安全情報 No.13 として注意喚起がされています[4]。実際に起こった事故状況では、患者搬送中に酸素ボンベが空になり、ボンベ交換をする際に誤って二酸化炭素ボンベを使用してしまうパターンがほとんどです。

二酸化炭素ボンベとの取り違えを防止するためには、①高圧ガスボンベとバルブの種類、②ガスボンベの塗装について理解しておくことが重要です。

①高圧ガスボンベとバルブの種類

●医療用ボンベ

医療施設で使用される高圧ガスボンベです。医療用ボンベに充填されるガスは、高圧ガス保安法と医薬品医療機器等法の規制を受けた「医療ガス」と定義されたものです。酸素を例に挙げると、医薬品としての基準を満たした酸素は日本薬局方酸素という名称になり、ボンベはラベルされ医薬品添付文書が必ず添付されます。

●産業用ボンベ

産業用ガスの保存容器で高圧ガス保安法の規制を受けます。医薬品として投与することは原則としてできません。

●ボンベバルブの種類

医療用二酸化炭素ボンベは 2002 年よりバルブのガス別特定化が進んでおり、医療用酸素ボンベの圧力調整器とは誤った接続ができない形状となっています。しかし医療用二酸化炭素ボンベにそれ用の圧力調整器と流量計が付いてガスが投与できる状態であれば、酸素ボンベと思い込み誤って投与する可能性はあります。また医療用酸素ボンベと産業用ボンベのネジ式バルブ形状は同じであるため注意が必要です。高圧ガスボンベとバルブの種類をまとめた**表**を示します。

②ガスボンベの塗装

酸素ボンベは黒色、しかし酸素の配管端末器は緑色です。このため「緑色の二酸化炭素ボンベを見て酸素ボンベだと思い込んでしまう」というのは、皆さんも一度は聞いたことのある話だと思います。また配管端末器以外にも耐圧ホースやチューブなど医療施設内で酸素に関わるものはほとんど緑色ですので、医療従事者は酸素＝緑色のイメージが強いと思われます。なぜ統一しないのかと思われるかもしれませんが、ボンベの塗装は高圧ガス保安法、配管端末器の色は JIS で規定されています。このため両者の色の統一は難しいとされています。

よく出会う トラブルシーン

医療施設内での二酸化炭素は、腹腔鏡手術の気腹や CO_2 レーザー、心臓外科手術領域、血管造影の陰性造影剤、人工炭酸泉などで使用されます。これらを使用する部署では小型の二酸化炭素ボンベが設置してある可能性があるため注意が必要です。特に使用頻度が高い手術室への患者搬送は最も気を付けるべきシーンです。

表　高圧ガスボンベとバルブの種類

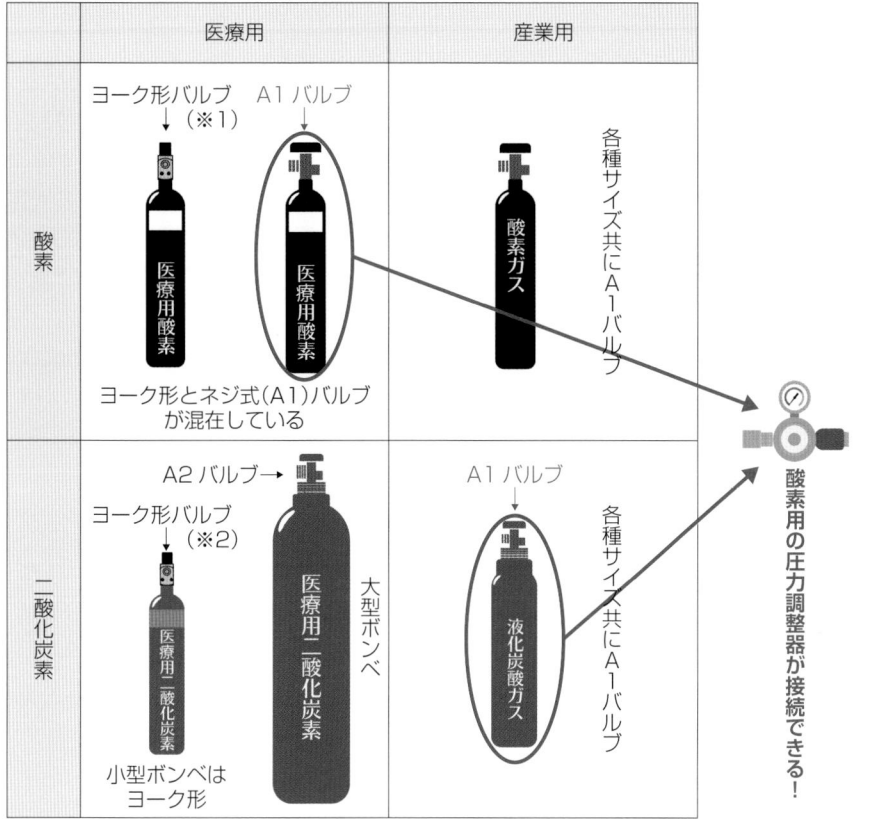

※1、2：互いのヨーク式バルブは固定するピンの位置が違うため互換性がない。

トラブル回避のポイント

- ☑ 医療施設内には産業用の二酸化炭素ボンベを設置しないようにしましょう。産業用の二酸化炭素ボンベには酸素の減圧調整器が接続できてしまいます。

- ☑ 施設内のボンベは、バルブがガス別特定化されたものを使用しましょう（ボンベには購入したもの、またはリース／レンタルしているものがあります。自施設のボンベがどういったものか把握しておきましょう）。

- ☑ 施設内に二酸化炭素ボンベが存在する限り、誤って投与してしまう可能性はあります。望ましいやり方としては、二酸化炭素供給を中央配管に切り替え、小型二酸化炭素ボンベを使用しないでよい環境を整えましょう[5]。

それでもトラブルが起こってしまったら… 対処の鉄則

酸素投与の継続を確保しましょう！

酸素ボンベのトラブルでは、結果として酸素投与ができなくなることが問題です。しかし前述したようにトラブルの多くがヒューマンエラーにより起こっているので、完全に防ぐことは難しいかもしれません。このため、酸素投与を継続させるには予備の手段を用意しておくシステム作りが望ましいでしょう。例えば搬送中には替えのボンベを持っていくことや、各フロアに予備の酸素ボンベを設置するなどのルールの取り決めです。これらのシステム作りは医療ガス安全管理委員会が主導して行うことが望ましいでしょう。（厚生労働省医政局長通知の「医療ガスの安全管理について」[6]では、「病院等では医療ガス安全管理委員会を設置すること」としています。）

引用・参考文献

1) 一般社団法人日本産業・医療ガス協会. 4) 医療ガスの容器. https://www.jimga.or.jp/education/medical_gases_info/ ［2022. 9. 22］
2) 服藤恵三ほか. 酸欠死亡に対する二酸化炭素の相乗効果. 日本法医学雑誌. 43（5）, 1989, 424-9.
3) Ikeda, N. et al. The course of respiration and circulation in death by carbon dioxide poisoning. Forensic Sci Int. 41 (1-2), 1989, 93-9.
4) 独立行政法人 医薬品医療機器総合機構（PMDA）. PMDA 医療安全情報 No.13 ガスボンベの取り違え事故について. https://www.mhlw.go.jp/shingi/2009/12/dl/s1225-15o.pdf ［2022. 9. 22］
5) 日本医療ガス学会／日本産業・医療ガス協会／日本麻酔科学会. 搬送時に使用する小型酸素ボンベと二酸化炭素ボンベの誤認事故防止対策について（提言）. https://anesth.or.jp/users/news/detail/5c6e383e-31b8-4e66-99ef-05cfa50cc6ad ［2022. 9. 22］
6) 厚生労働省. 医療ガスの安全管理について. 厚生労働省医政局長通知（医政発 0906 第 3 号）. 平成 29 年 9 月 6 日. https://www.mhlw.go.jp/web/t_doc?dataId=00tc2925&dataType=1&pageNo=1 ［2022. 9. 22］

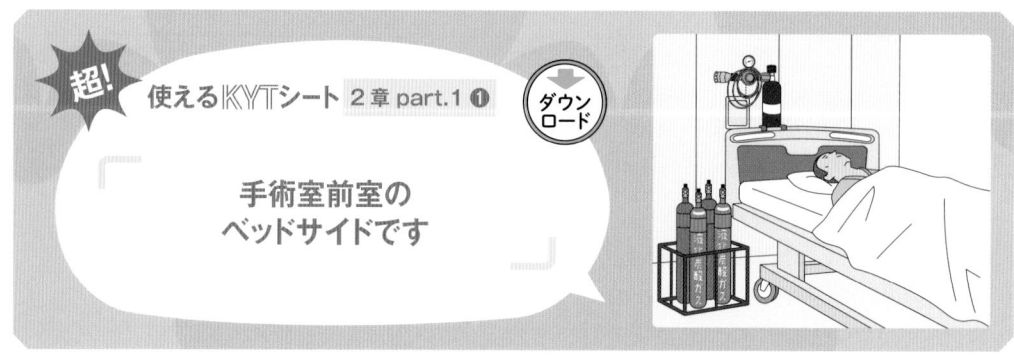

超！ 使える**KYT**シート 2章 part.1 ❶ ダウンロード

**手術室前室の
ベッドサイドです**

MRI 検査、酸素チューブ外れにまつわる トラブル【救急外来】

東大和病院 臨床工学科 技士長 **梶原吉春**

1. MRI 撮影時に酸素ボンベが飛んだ

このような現象がなぜ起こるかというと、ひとつには、MRI 装置は高磁場であるという環境を知らなかった、酸素ボンベがマンガン製（磁石が付く）であることを知らなかった、といった知識不足が挙げられます。また、あわてていたため MRI 用酸素ボンベを用意していなかったというヒューマンエラーなどもあります。

ボンベ以外にも、MRI 装置に吸い寄せられるものは多くあります。身に着けている金属製品や、患者搬送時の器材も MRI 装置に向かって飛んで行ってしまいます。具体的には、ヘアピン・アクセサリー・ハサミ・メガネ・ボールペン、車椅子やストレッチャーなどの事例があるので注意しましょう[1]。

酸素ボンベは MRI 室用酸素ボンベ（図1：グッドラン™MR：大陽日酸社製）を用いるとボンベの吸着は防げます。グッドラン™MR の特徴は流量調整器が一体型で、さらに非磁性体部品のみで作成されている点です。注意点としてはボンベの元栓の開閉があるため、開栓忘れが発生する可能性があること、ボンベのみ非磁性体であってもボンベカートやボンベホルダーが非磁性体でないと吸着してしまうことです[2]。

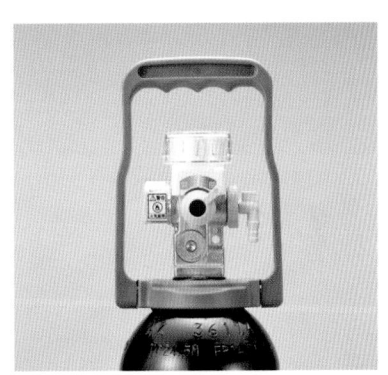

図1 MRI 室用酸素ボンベ
グッドラン™MR（大陽日酸株式会社）

トラブル 回避 のポイント

- ☑ 酸素投与をしている患者の場合は、看護師は単独行動をせず、診療放射線技師と 2 人以上で確認してから患者を撮影室に入室させます。
- ☑ チェックリストを用いて、磁性体を持ち込んでいないことを記録しましょう。
- ☑ 定期的に勉強会を開き、持ち込み物や身に着けてはいけないものを復習しましょう。
- ☑ 金属探知機で患者とスタッフをチェックしましょう[3]。

2. 酸素チューブ外れ

　MRI撮影室の酸素は、アウトレットバルブから延長チューブを用い、長い酸素チューブを作って投与します（図2）。そのため、患者移動や撮影部位固定時に酸素チューブを踏んだり、引っ掛けることで、延長部分や酸素流量計の付け根から外れることがあります。

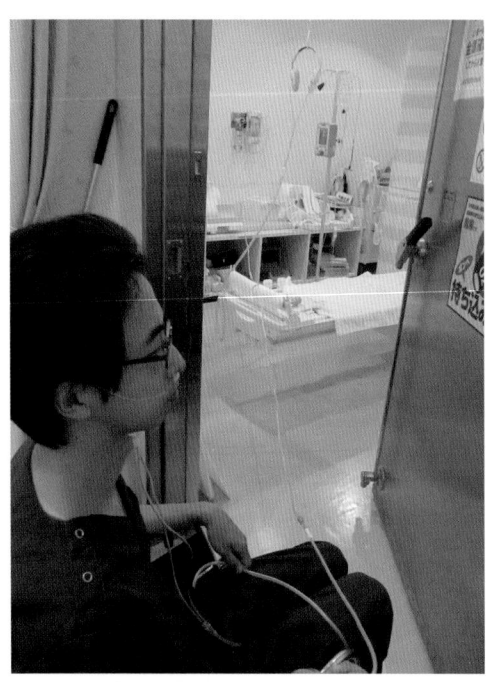

図2　MRI撮影時は延長チューブを用い長い酸素チューブを作る

トラブル 回避 のポイント

☑ 延長部分をテープ固定します。
☑ 患者の体に沿ってテープで固定しましょう。
☑ 酸素投与具から延長チューブ、酸素流量計まで、すべての部分の確認を行いましょう。

よく出会う トラブルシーン

1. MRI装置に酸素ボンベが吸着されてしまった

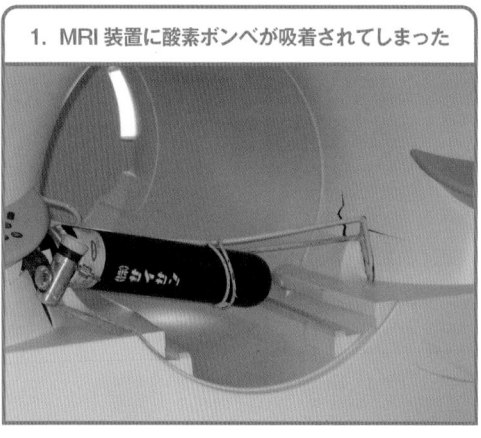

2. 医療スタッフが延長チューブを踏み、接続部分が外れてしまった

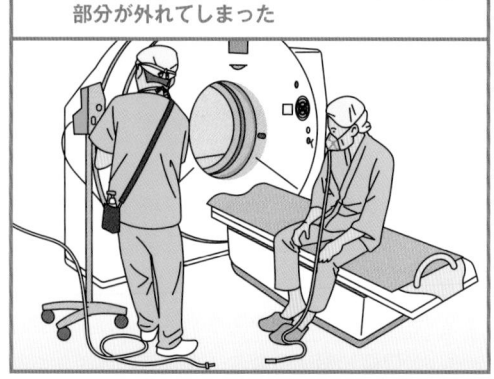

シーン1

・酸素ボンベは重いため、飛んでしまったら何もできません。

・MRI 装置も破損します。ボンベを取り外すためには、装置の稼働を止めなければなりません。

・装置を修理して再稼働するには、数百万円の費用が発生します。

・撮影ができないというダウンタイムも発生します。

シーン2

・MRI 撮影台に移動する際に酸素チューブを踏まないように注意します。

・延長チューブ接続部と酸素流量計の緩み、外れのないことを確認します。

・患者の固定時に酸素チューブが装置に引っかからないようにします。

それでもトラブルが起こってしまったら… **対処の鉄則**

酸素ボンベが MRI 装置に飛んだら

・酸素投与を行っていた患者に酸素が投与されていないので、MRI 撮影室から退出させ、別の場所で酸素投与を行います。

・酸素ボンベから酸素は流れています。もしも MRI 装置の配線などがショートすると火災が発生する危険があるため、酸素を止めましょう。

・酸素ボンベのレギュレーターが破損し、元栓を閉めても酸素を止めることができない場合は、窓やドアを開け、室内の酸素濃度を下げる行動をとってください。

酸素投与具が外れたら

・再度、酸素投与を開始します。

・用手人工呼吸を開始します。

・呼吸状態が戻らなければ、NPPV、人工呼吸管理の準備を行います。

3. ヒューマンエラーで収まる事案ではない

　MRI 撮影時、MRI 装置に鉄製のものが吸い付いた状況を知っておきましょう。そして、軽いヒューマンエラーでは収まらないことを理解しましょう。

　酸素投与具が外れた場合は、すぐに気がつかなければ低酸素血症を発症する可能性があります。呼吸があれば酸素投与を行い、呼吸が弱い場合は用手人工呼吸を行います。呼吸状態、酸素化能が戻らなければ、MRI 撮影を中止し、病棟に戻り、NPPV を装着します。無呼吸の場合は挿管し、人工呼吸管理となります。

Part.1

❷ MRI 検査、酸素チューブ外れにまつわるトラブル【救急外来】

4. 在宅酸素療法での火気使用（タバコ）

① 「なぜ起こるか」、「どんなときに注意すべきか」というと、酸素吸入しながら、火気を近づけたり、自ら近づいたりすると支燃

性の特性を持つ酸素は引火します。例えば鼻カニューラで酸素を吸入しながらタバコを吸う、ガスコンロで調理する、線香をあげるときなどがあります。

トラブル回避のポイント

- ☑ 酸素は支燃性ガスであることを教育しましょう。
- ☑ 火気に近づくときは酸素吸入を止めましょう。
- ☑ IH調理器を使用しましょう。
- ☑ 酸素チューブの途中に能動型機器接続用ストップコックバルブを組み込みましょう。

引用・参考文献

1) 再周知特集 その3（MRI検査時の注意について）. PMDA医療安全情報. 臨時号 No. 3, 2022. https://www.pmda.go.jp/files/000245613.pdf ［2022.10.9］
2) 梶原吉春ほか. 酸素ボンベのインシデント・アクシデント調査. Medical Gases. 20（1）, 2018, 43-7.
3) MRI検査室への磁性体（金属製品など）の持ち込み（第2報）. 医療事故情報収集等事業 医療安全情報. No.94, 2014. https://www.med-safe.jp/pdf/med-safe_94.pdf ［2022.10.9］

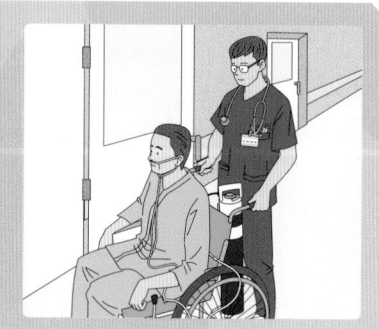

超! 使えるKYTシート 2章 part.1 ❷ ダウンロード

車椅子に乗った患者が、酸素ボンベによる酸素投与を行いながらMRI撮影室に看護師と2人で入ろうとしています

装着にまつわるトラブル

国際医療福祉大学成田病院 看護部 ICU/HCU 副師長／集中ケア認定看護師　**鎌田あゆみ**

1. マスクフィッティング不良

　NPPV（非侵襲的陽圧換気）は 1995 年頃より、神経筋疾患での慢性呼吸不全の患者で使用され始めました。現在では肺炎、COPD、肺水腫、急性呼吸不全など急性期での使用が増え、また在宅療養まで広く普及しています。そして、気管挿管は行わないがNPPV までは行うといった、治療法の選択肢のひとつに登場することもあると思います。

　マスクの種類が少ない頃は、患者に合ったマスクを選択するというよりも、施設にあるものを使用するしかありませんでした。しかし現在では、機械の性能アップと共にマスクの素材や形状などの開発が著しく、日本人の顔に合わせたマスクの選択が可能となっています。眼鏡をかけたまま使用することができるマスクが登場したときには、眼鏡使用者にとっては治療中の生活の質が格段に上がりました。

選択を間違えるとインシデントに

　顔に合わないマスクを押し当てていたつらい時代から、患者にとって治療によるつらさを軽減できる、本当の意味での「非侵襲的陽圧換気」の管理に近づいていると実感しています。しかし、マスクの種類と特徴、装着やマスクフィッティング、皮膚保護材の選択を間違えるとインシデントにつながるため、注意が必要です。

トラブル 回避 のポイント

- ☑ 患者に合ったマスクを選択します（表 1）。
- ☑ マスクフィッティングを正しく行います（表 2）。
- ☑ 作動中のマスクフィッティングの観察を行います。

表1　マスクの種類と特徴

	口鼻マスク	口鼻マスク	鼻マスク	トータルフェイスマスク
種類				
特徴	急性期の第一選択で使用	マスククッションを鼻孔に当てる	長期の使用や在宅での使用	緊急時や顔面損傷があり口鼻マスクが使用できないときに使用
利点	・口呼吸、鼻呼吸の両方に使用できる ・会話や開口時でも換気は維持	・鼻梁にマスクが当たらないため褥瘡発生が予防できる ・眼鏡が使用できる	・軽い ・会話がしやすい ・気腔が少ない ・喀痰しやすい ・飲食しやすい	・マスクの細かなサイジング不要 ・リークが少ない ・褥瘡などの皮膚トラブルが少ない
欠点	・鼻梁の褥瘡が発生しやすい	・サイズが合わないとマスククッションが鼻孔を塞いでしまう	・換気を保つためには口を閉じる必要がある ・鼻閉塞時は使用不可	・死腔が大きい ・眼の乾燥 ・視界が悪い ・圧迫感が大きく閉所恐怖症の人には不向き

（画像提供：フィリップス・ジャパン株式会社）

2. 装着中の皮膚保護材選択間違い

筆者は以前、NPPV を開始すると、予防と称して患者の顔にベタベタと皮膚保護材を貼っていました。もちろん、できる範囲での最善策を行ってきたので、その当時の自分を責めることはありません。しかし今では、①まずはマスクフィッティングを見直し、②褥瘡のリスクや兆しが見えたら皮膚保護材を貼付します。

また、予防的に使用する皮膚保護材および

表2　マスクフィッティングのコツ

①患者の下顎からマスククッションを顔に当てる
②額当てやヘッドギアが真っすぐ左右均等になっている
③マスクフレームのバンドを左右均等に引くときは強く引きすぎない（エアクッションが効いていると吸気にマスクが押し上がり、呼気に下がるといった上下運動がある）
④リークを許容する

その貼りかたと、実際に褥瘡が発生してしまったときに貼付するものを分けています。

トラブル回避のポイント

☑ 皮膚保護材の種類によっては圧迫刺激が皮膚保護材の皮下に伝わり、それにより褥瘡が発生することがあるので注意します。

☑ 皮膚保護材を貼るときは、よれたり重ならないように貼ります（図1）。

☑ 予防的に使用するときは、何度も剝がしたりできる素材のものを選びましょう（表3）。

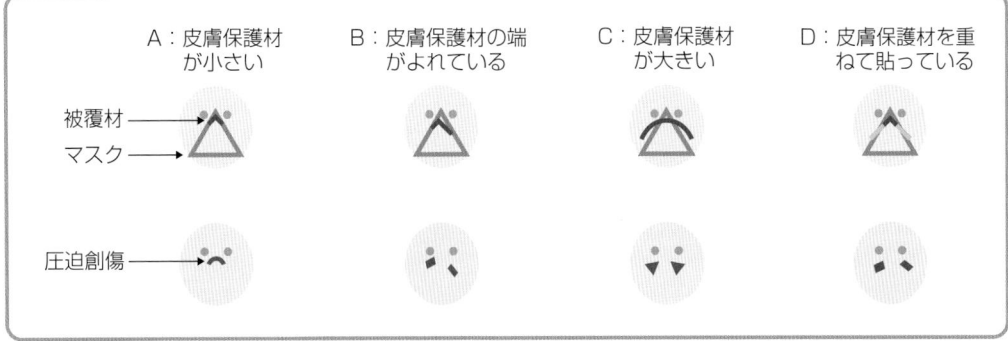

図1　被覆材貼付用法と圧迫創傷の形状（文献1を参考に作成）

表3　被覆材の種類と特徴

種類	素材	利点	欠点	マスクとの摩擦
デュオアクティブ® CGF	ハイドロコロイドゲル	皮膚損傷や滲出液があるときに適している	・粘着力が強く毎時間ごとの観察には不向き ・厚みがある	強い
デュオアクティブ® ET	ハイドロコロイドゲル	・半透明で皮膚の様子がうっすらわかる ・薄い	・端の部分がよれやすい ・滲出液が多い創には不適切	強い
エスアイエイド®	シリコンゲルドレッシング材	・剝離刺激が少なく何度も着脱できる ・表面が軟らかく毛羽立っている	・滲出液は吸水しないため、皮膚が湿軟する	少ない
シカケア	シリコンジェルシート	・軟らかく粘着力がある ・何度でも着脱できる	・滲出液は吸水しないため、皮膚が湿軟する	強い
アブソキュア®-サジカル	ハイドロコロイドゲル	薄型	・滲出液が多いときは不向き ・何度も着脱することには不向き	強い
メピレックス®トランスファー	シリコンゲルドレッシング材	粘着力が弱いので皮膚の弱い人に適している	・水分に弱い	

※メピレックス®トランスファーは国際医療福祉大学成田病院で使用している皮膚保護材　　　　　（文献2を参考に作成）

Part.2

❸装着にまつわるトラブル

よく出会う **トラブルシーン**

1. マスクフィッティング不良

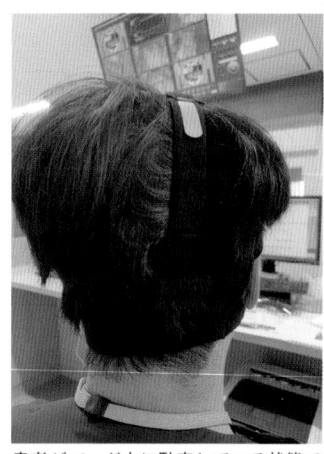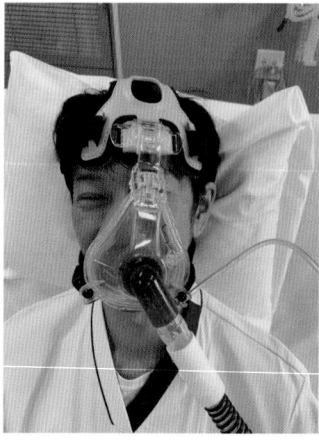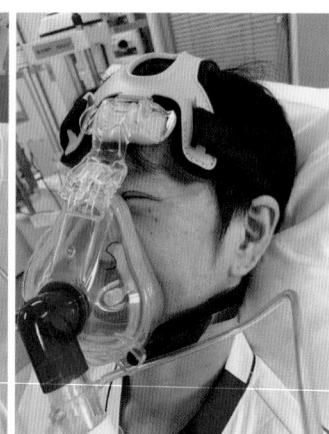

患者がベッド上に臥床している状態であわてて装着すると、写真のようにヘッドギアが頭の中心からずれて、その歪みからマスクも曲がっています。
これではリーク量も増え、患者の不快感は増してしまいます。またリークが多いからと、この状態でバンドをさらにきつく締めることで、皮膚もよれた状態で圧迫が続き、褥瘡発生の原因となってしまいます。そしてマスクが目頭に近かったり被さっていると、乾燥や苦痛が増大します。

ここに注目！

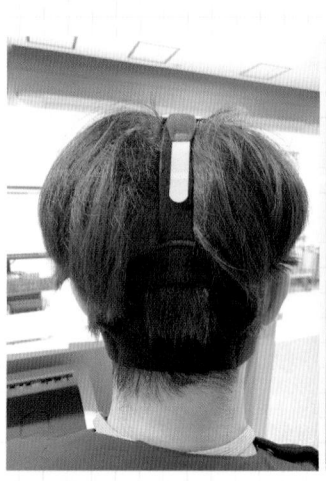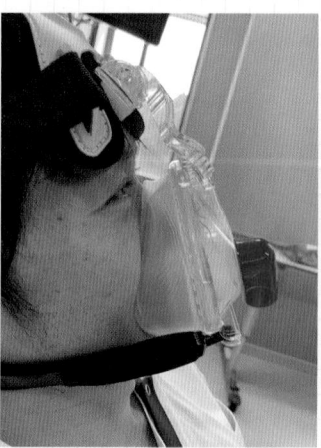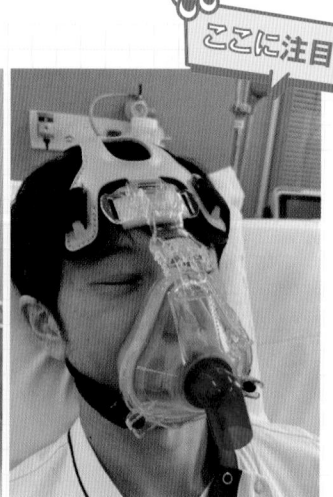

・あわてずマスクを装着し直しましょう。
・左右均等にバンドを引き、圧迫とよれを解除しましょう。

それでもトラブルが起こってしまったら… **対処の鉄則** ✦

マスクのフィッティング不良がみられたら
・自施設にある NPPV マスクの特徴を知りましょう（重さや形状、素材の違いがあります）（表4）。
・患者が嫌がり外そうとしていたら、「褥瘡が発生して痛みがあるのでは」と疑い、観察しましょう。

表4　NPPV マスクの比較

マスク		窒息防止弁	クッションの素材	サイズその他	販売
	AF811 SE ジェル フルフェイスマスク	なし	ジェル（重い）	S、M、L< 30kg 不可	フィリップス・ジャパン株式会社
	NPPV フルフェイスマスク	あり	シリコン	XS、S、M、L（別途、幼児／小児用あり）	日本光電工業株式会社
	AF541 Under-the-Nose フルフェイスマスク	あり	シリコン硬め軽い	XS、A、B、C< 20kg 不可鼻梁にかからない	フィリップス・ジャパン株式会社
	Nivairo™	あり	シリコン	XS、S、M、L胃管チューブ用のゾーンがある	フィッシャー＆パイケルヘルスケア株式会社

3. 口鼻マスク

　急性期を過ぎたら口鼻マスクに変えるだけ
で、眼鏡使用者にとっては視界が安定し安心
できます（図2）。

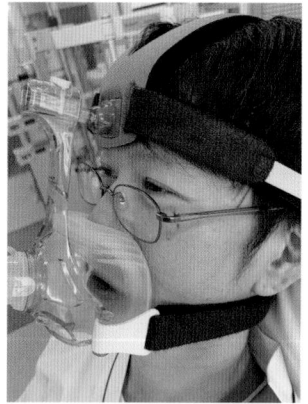

図2　口鼻マスク

引用・参考文献

1) 藤本由美子ほか. 非侵襲的陽圧換気療法のマスクによる圧迫創傷の発生要因. 日本創傷・オストミー・失禁管理学会誌. 22（3），
2018, 297-302.
2) 下田優作ほか. NPPVマスク素材と被覆保護材間の摩擦力測定. 日本呼吸ケア・リハビリテーション学会誌. 26（2），2016, 326-
31.

超！ 使える**KYT**シート 2章 part.2 ❸　ダウンロード

マスクが顔に合わず
外そうとしています

04 【Part.2】NPPV

設定、電源などにまつわるトラブル

社会福祉法人大阪暁明館 大阪暁明館病院 臨床工学科　**玉元由果莉**

1. 初期設定確認不足

適切な設定で装着することで、より効果的で安全な治療を

●モード設定

　NPPVを外来で装着する際に適した設定は患者の病態や忍容度によって異なりますが、S/Tモードの場合はEPAP：4cmH$_2$O程度、IPAP：8cmH$_2$O程度で開始するとされています[1]。まずは開始前にモードをしっかりと確認しましょう。

　吸気努力の強い患者に、Tモードなど自発呼吸と同調しないモードで導入すると、患者呼吸と同調せず適切な換気が行われない場合があります。反対に、吸気努力が少ない患者にSモードで導入すると、うまくトリガーされずに補助換気が入らず、目標としている換気量が確保できなくなる可能性もあります。

●圧の設定

　もちろん、モードだけでなく設定圧も重要です。例えばEPAPが不足していると、舌根沈下や睡眠時無呼吸症候群など上気道閉塞を起こす症例ではプレッシャーサポートがうまく機能せず、換気が不十分になる可能性があります。チューブ内やマスク内に溜まったCO_2が十分に洗い出されず、CO_2を再呼吸してしまうおそれもあります[2]。

　また、いきなり高圧で導入してしまうと、圧迫感やマスクリークの増加により患者の忍容性が下がる場合があります。それだけでなく、腹部膨満感の増強や、肺の圧損傷などのリスクも高まります。

　装着開始前に、モードや設定圧の確認をしっかり行いましょう。

トラブル回避のポイント

☑ 装着前に設定をしっかり確認しましょう。
☑ 初期設定の適切なモードや圧力の範囲を知っておきましょう。

2. 加温加湿器の電源入れ忘れ

乾燥による気道損傷の可能性が

　NPPVでは上気道を介して送気されるため、挿管下・気管切開下での人工呼吸と比較するとある程度の加湿は行われます。しかし大気と比較して乾燥した医療ガスが送気される上、リーク流量の多い場合などはさらに上

気道が乾燥してしまう可能性があります。

　上気道が乾燥した状態では、線毛上皮細胞の損傷により線毛運動の機能が損なわれます。また粘膜線毛運動の消失によって気道浄化機能が低下し、痰などの排出物が滞ってしまいます。長期間その状態が継続すると、上気道閉塞など思わぬ合併症を招く場合もあります。

　NPPVの加温加湿器は本体と一体化されている機種もありますが、常設されていない機種も多いです。その場合は加温加湿器を準備する必要がありますが、一体化している機種と異なり本体の電源と連動していません。加温加湿器の電源を新たに入れる必要があるため、必ず電源が入っているか確認しましょう。

トラブル回避のポイント

- ☑ 機器の表示やランプなどで、必ず加温加湿器が作動しているか目視確認を行います（図1）。
- ☑ 本体電源と連動していない場合、わかりやすい場所に注意喚起の案内をしましょう。
- ☑ マスク、回路の結露で加湿状態を定期的に確認しましょう。

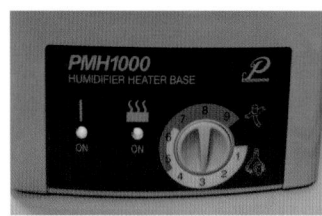
本体ランプで確認

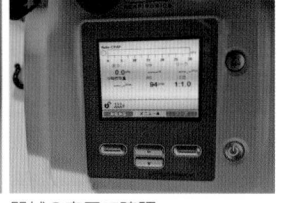
器械の表示で確認

図1　加温加湿器が作動しているか目視で確認する

3. マスク選択間違い（ノンリーク）

マスク選択を誤ると窒息の危険!

●NPPV専用人工呼吸器と汎用型の人工呼吸器

　NPPV専用人工呼吸器で治療を行う場合、呼吸回路は主に吸気用1本のみのパッシブ回路が用いられます（図2）。パッシブ回路では患者に吸気を送り、呼気についてはマスクあるいは回路中の呼気ポートから大気に放出されます。そのため、マスクは呼気ポート付きを使用するか、あるいは呼気ポートなし（ノンリークタイプ）のマスクを使用する場合は、必ず呼気ポートを装着する必要があります。

　またNPPV専用人工呼吸器ではなく、汎用型の人工呼吸器に搭載されているNPPVモードなどを用いて治療を行う場合もあります（図3）。この場合は呼吸回路が吸気側・呼気側に分かれているアクティブ回路を用い、呼気は人工呼吸器の呼気弁から大気に解放されます。そのため、マスクはノンリークタイプを使用し、患者の呼気が呼気側回路に戻るようにします。

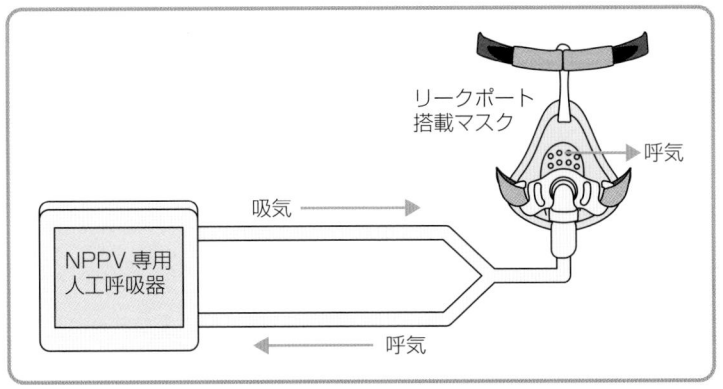

図2　NPPV専用人工呼吸器

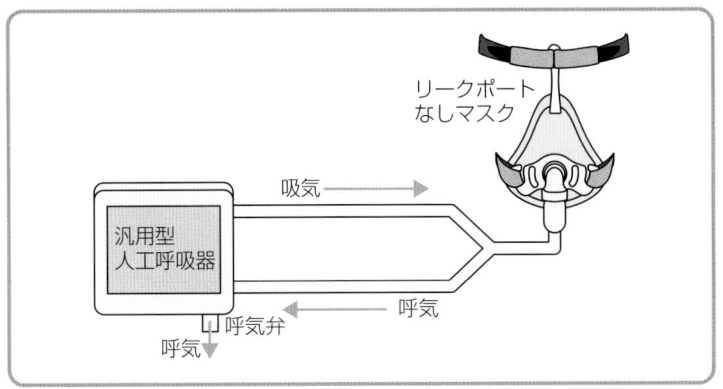

図3　汎用型人工呼吸器

● 使用する機器と呼気ポートの組み合わせは正しいか

　このように NPPV 専用人工呼吸器と汎用型の人工呼吸器では、マスクの選択が異なります。もし NPPV 専用人工呼吸器で呼気ポートなしのマスクを使用して治療を行った場合、患者の呼気が適切に行えず、最悪の場合、窒息など命に関わる事故の発生につなが

ります。

　反対に汎用型の人工呼吸器で呼気ポートありのマスクを使用すると、リークにより呼気の検出が不十分となり、適切な換気が実施されないことになります。必ず使用する機器（回路）と、呼気ポートの組み合わせが正しいか確認しましょう。

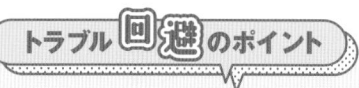

☑ NPPV 専用人工呼吸器と汎用型人工呼吸器での呼気の流れを理解しましょう。

☑ 装着前に呼気ポートの有無、位置を確認しましょう。

☑ 呼気ポートありとなしで、マスクの保管場所を分けましょう。

よく出会う トラブルシーン

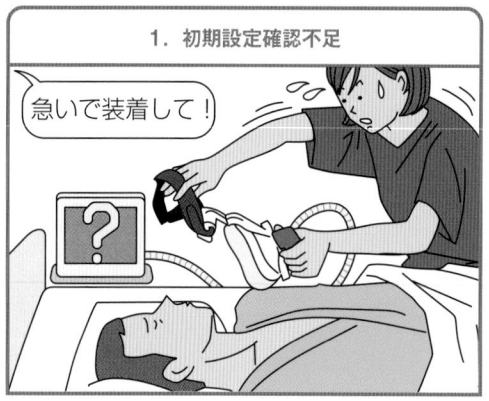

1. 初期設定確認不足

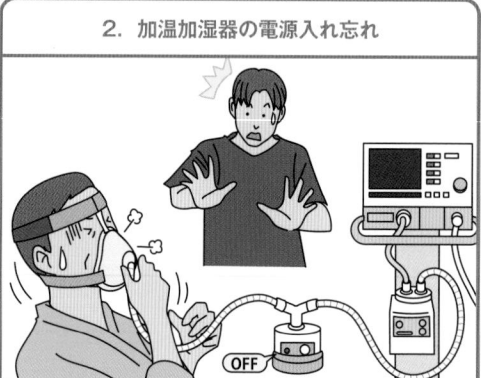

2. 加温加湿器の電源入れ忘れ

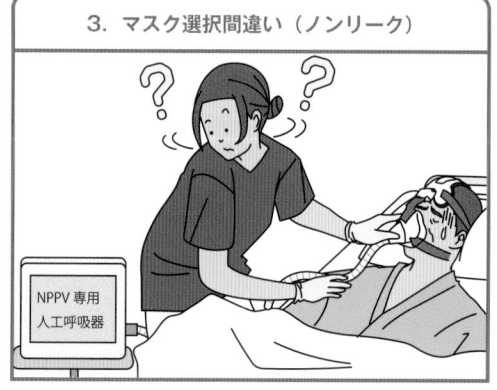

3. マスク選択間違い（ノンリーク）

ここに注目！

シーン1
・初期設定のモードや圧力が適切か、確認することが重要です。

シーン2
・加温加湿器の電源が入っているか、機器の表示や結露で確認することが重要です。

シーン3
・NPPV専用人工呼吸器と汎用型の人工呼吸器、マスクのリークポート有無の組み合わせを確認して装着することが重要です。

それでもトラブルが起こってしまったら… **対処の鉄則**

NPPVで生じ得るトラブルを理解して対処しましょう
・すぐに適切な設定に変更します。
・すぐに加温加湿器の電源を入れます。
・正しい機器とマスクの組み合わせで装着し直します。
・患者の状態を確認して医師に報告し、場合によっては気管挿管を行います。

4. NPPVで状況が改善しなければ、気管挿管も考慮

　適切ではない設定やマスクで治療を開始してしまった場合や、加温加湿器の電源が入っていなかった場合は、すぐに正しい設定やマスクに変更して加温加湿器の電源を入れましょう。併せて患者の全身状態を確認し、努力呼吸の有無やSpO2、脈拍数、換気量など、装着前との変化を確認して医師などに報告しましょう。経過を観察し、NPPVで状態が改善しないようなら気管挿管を行い、人工呼吸器での治療に移行することも考慮します。

引用・参考文献

1) 日本呼吸器学会NPPVガイドライン作成委員会編. "急性呼吸不全におけるNPPVの導入方法". NPPV（非侵襲的陽圧換気療法）ガイドライン. 改訂第2版. 東京, 南江堂, 2015, 18.
2) Ferguson, GT. et al. CO2 rebreathing during BiPAP ventilatory assistance. Am J Respir Crit Care Med. 151 (4), 1995, 1126-35.

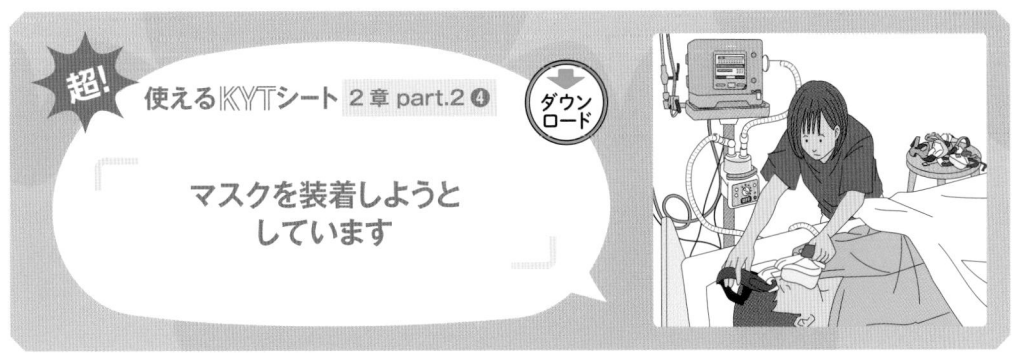

超！

使えるKYTシート 2章 part.2 ❹

ダウンロード

マスクを装着しようとしています

【Part.3】人工呼吸器

05

装着、挿管にまつわるトラブル

第2章 危険が潜むシーン@外来

森ノ宮医療大学 医療技術学部 臨床工学科 准教授／看護師／臨床工学技士 **藤江建朗**

はじめに

　特定行為である気管挿管は、対象が全身麻酔を受ける患者や心肺停止傷病者であり、医師をはじめとする限られた職種のみが実施できる医療行為です。気管挿管には迅速性と正確性が求められ、チームワークが必要な手技でもあります。また、速やかに挿管されたとしても、位置確認が不十分で食道挿管や片側挿管を見落とせば、患者の予後に大きな影響を与える場合もあります。そのため、メディカルスタッフも手技や確認方法などを熟知する必要があります。

1. 食道挿管

　食道挿管のインシデント・アクシデント事例について、日本医療機能評価機構の医療事故情報収集等事業内にあるデータベース[1]で事例検索を行いました。検索期間は2012〜2021年の10年間で、キーワード入力は食道挿管としました。検索結果として70件がヒットし、そのうち食道挿管と直接関係がないと考えられる9例を除外した61例について検討を行いました。ヒヤリ・ハット事例は2件、医療事故情報は59件で、発生要因の63.9%（39件）については確認を怠った、あるいは判断を誤ったという記載があり、挿入後の位置確認の重要性がわかります。

　今回検討した61例には、挿管困難などのクライシス発生例の記載もありましたが、急変時の気管挿管例で位置確認が不十分であったと記載している事例も散見されました。また、すでに挿管され人工呼吸器に接続された患者で、体位変換などにより挿管チューブが抜けてしまい食道内へ迷入した事例なども、13.1%（8件）という決して低くない割合で確認されました。発生場所としては、病室が32.8%（20件）と多く、次いでICU／NICUが19.7%（12件）、救命センター／救急外来と手術室が16.4%（10件）と同数でした。

　インシデント・アクシデント事例では、挿管後、位置確認を身体所見のみで行ったが肺音が不明瞭であり、食道挿管の鑑別に難渋された事例が数件ありました。また、肺音の聴診を看護師に依頼したが不慣れであったため、位置確認の判断に時間を要した事例も見受けられました。しかし、挿管後に波形表示可能な持続的呼気CO_2モニターを装着し、呼気CO_2の波形表示が確認できないため、速やかに抜管し再挿管され大事に至らなかった事例も数件ありました。このような事例は、食道挿管におけるレジリエンス事例の一つであったと考えます。

トラブル回避のポイント

☑ BLS や ACLS などのシミュレーションにチームで参加し、気道確保や気管挿管の手技、挿管に必要な器具や物品について触れて知る機会を増やしましょう[2]。

☑ 挿管困難例を想定したシミュレーションを行い、チームで知識や器具の使用方法などについて情報共有を行いましょう[2]。

☑ CPR 中の挿管チューブの位置確認として、身体所見に加え波形表示可能な持続的呼気 CO_2 モニターを用いて確認することが推奨されています（図1）[3, 4]。

☑ 波形表示可能な持続的呼気 CO_2 モニターがない場合、身体所見に加え比色式 CO_2 検出器の併用が推奨されています[4]。

☑ ケア中やケア後に SpO_2 の低下、一回換気量低下、または気道内圧上昇などが認められた場合、肺音などの身体所見と共に波形表示可能な持続的呼気 CO_2 モニターの確認も行いましょう。

☑ 挿管チューブの固定は、所属施設の規定に沿った方法で確実に固定できるようになりましょう。

☑ 挿管チューブの事故抜管を予防するため、体位変換は2名以上で実施しましょう。

☑ 体位変換時など、挿管チューブのみを保持すると不安定になります（図2 ⓐ）。患者の口元でチューブを保持し、同時に保持した手を患者の頬部や下顎に接触させ固定すると安定感があります（図2 ⓑ）。

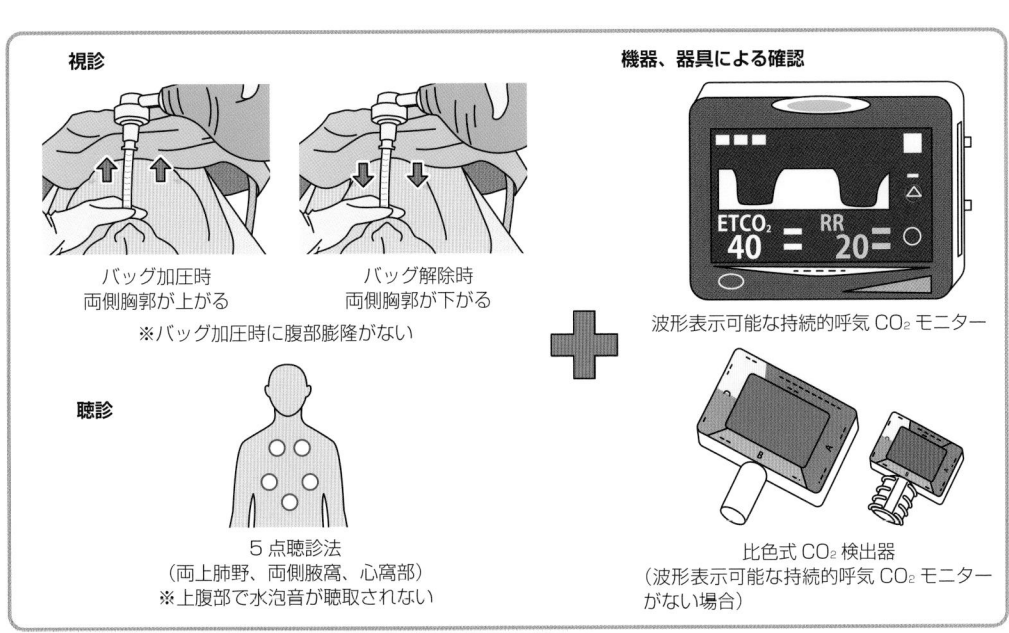

視診

バッグ加圧時
両側胸郭が上がる

バッグ解除時
両側胸郭が下がる

※バッグ加圧時に腹部膨隆がない

聴診

5点聴診法
（両上肺野、両側腋窩、心窩部）
※上腹部で水泡音が聴取されない

機器、器具による確認

$ETCO_2$ 40　RR 20

波形表示可能な持続的呼気 CO_2 モニター

比色式 CO_2 検出器
（波形表示可能な持続的呼気 CO_2 モニターがない場合）

図1　挿管後の位置確認手技（文献3、4を参考に作成）

ⓐ NG 例：挿管チューブのみを保持

ⓑ OK 例：患者の口元でチューブを保持＋保持した手を患者の頬部や下顎に接触させ固定

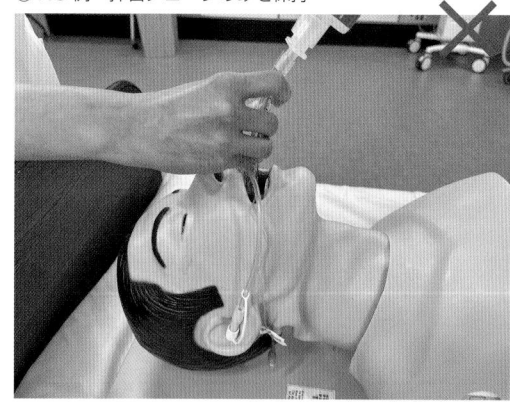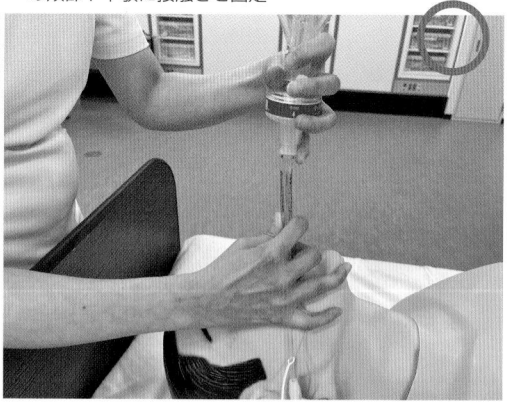

図2　挿管チューブ保持方法の一例

2. 片側挿管

　片側挿管のインシデント・アクシデント事例についても、日本医療機能評価機構の医療事故情報収集等事業内にあるデータベース[1]で事例検索を行いました。検索期間も食道挿管と同様に 2012～2021 年の 10 年間とし、キーワード入力は片側挿管、あるいは片肺挿管の2つで行いました。検索結果として 30 件がヒットし、そのうち治療目的のための片側挿管例である 20 例を除外した 10 例について検討を行いました。ヒヤリ・ハット事例は1件、医療事故情報は9件で、発生要因の 80.0％（8例）については連携不足、確認、観察や判断を誤ったという記載がありました。

　今回検索した 10 例には、挿管直後のチューブ位置確認不足以外に、ケアにより挿管チューブ位置がずれてしまい、そのまま放置し確認を怠っていた事例もありました。また、片側挿管により一回換気量が低値になった事例では、患者に装着された人工呼吸器の機種に不慣れな医師が、一回換気量低下の原因は呼気ポートからのリークだと指摘し、放置されそうになったケースもありました。発生場所としては、病室が一番多く、次いで手術室と ICU の順で発生していました。

　挿管チューブは浅すぎても、深すぎても合併症を招くおそれがあります。そのため、挿管チューブの位置確認とチューブ固定は重要となります。

トラブル回避のポイント

- ☑ 挿管後、胸部 X 線での最終的な位置確認を医師に依頼し、チューブ挿入の長さについて情報を共有しましょう。
- ☑ 頭部の屈伸によりチューブ位置は容易に変化するため、注意が必要です。チューブの位置は気管分岐部より 2～3cm 上が望ましいといわれています[2]。
- ☑ ケアや体位変換によりチューブ固定の長さが変化しないよう、チューブを固定する場合は、テープと皮膚に隙間ができないようにしましょう[3]（図3）。

- ☑ 挿管チューブの固定は、所属施設の規定に沿った方法で確実に実施できるようになりましょう。
- ☑ 挿管チューブの事故抜管を予防するため、体位変換は2名以上で実施しましょう。
- ☑ 体位変換時など、挿管チューブのみを保持すると不安定になります（図2ⓐ）。患者の口元でチューブを保持し、同時に保持した手を患者の頰部や下顎に接触させ固定すると安定感があります（図2ⓑ）。
- ☑ ケアやリハビリの前・中・後では、チューブ固定位置の確認も行いましょう。
- ☑ ケア中やケア後に、一回換気量低下、または気道内圧上昇などが認められたら、チューブ位置を確認し、ずれがあるようなら医師へ報告して、必要な処置について指示を仰ぎましょう。

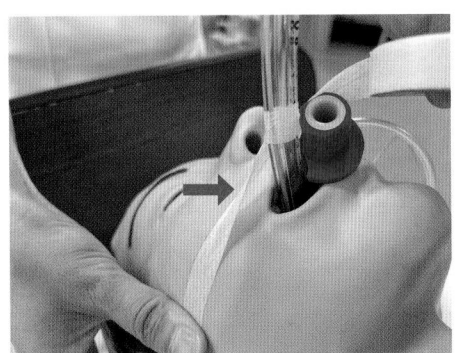

図3　挿管チューブ固定の注意点
テープと皮膚に隙間ができないようにします。

よく出会う トラブルシーン

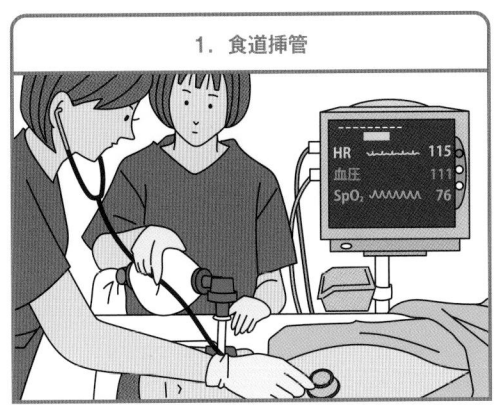

1. 食道挿管

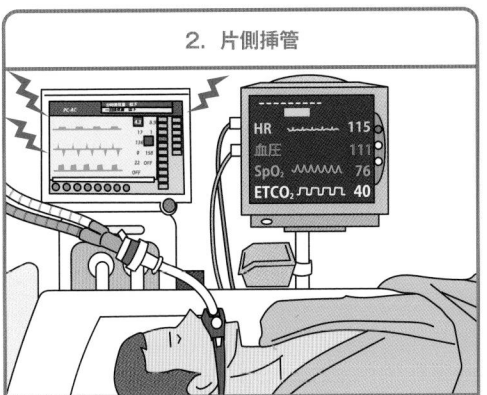

2. 片側挿管

シーン1
・患者の状態が急変し気管挿管が実施されました。挿管チューブの位置確認を身体所見（聴診と視診）のみで行っています。
・SpO_2 は76％まで低下していますが、聴診では肺音が不明瞭で挿管チューブの位置が気管内か食道内なのか判断がつかない状況です。

シーン2
・体位変換後に挿管チューブの位置がずれてしまい、指示された長さよりも深く挿入され片側挿管になっています。
・人工呼吸器は従圧式換気であるため一回換気量は低下し、アラームは一回換気量低下と分時換気量低下の発報が確認できます。
・挿管位置は気管内であるため、ベッドサイドモニターでは波形表示可能な持続的呼気 CO_2 モニターの波形が描画されています。

それでもトラブルが起こってしまったら… 対処の鉄則

食道挿管が発生してしまったら
・図4からもわかるように、重篤な患者や機能的残気量が少ない患者では、健康成人と比べ無呼吸状態になってから低酸素血症に陥るまでの時間は早く訪れます[5]。そのため、挿管後は速やかに身体所見と波形表示可能な持続的呼気 CO_2 モニターの確認、あるいは比色式 CO_2 検出器による位置確認が対処の鉄則だと思います（図1）。
・食道挿管の対処について、挿管シミュレーションの開催や参加、喉頭鏡以外の器具（ビデオスコープなど）の使用方法や利点と欠点などについて情報共有し、食道挿管の対応に備えましょう。

片側挿管が発生してしまったら
・挿管チューブの固定位置と医師から指示されている固定位置について確認しましょう。
・挿管チューブの位置を確認し、ずれがあるようなら医師へ報告して、必要な処置について指示を仰ぎましょう。
・気道内圧上昇アラームと一回換気量低下アラームの頻発や、SpO_2 が低下しているようであれば、分離換気のためバッグバルブマスクなどによる用手換気を行いましょう。
・挿管チューブの位置を変更する場合は、カフ上部吸引後にカフ圧を解除し、挿管チューブ位置について指示された長さに戻し、カフ圧を必要な値まで加えましょう。また、身体所見に加え波形表示可能な持続的呼気 CO_2 モニターなどを併用して位置確認を行いましょう。
・挿管チューブの位置を戻した後は、バイタルサイン、酸素化、無気肺や気胸などの合併症がないかも観察しましょう。

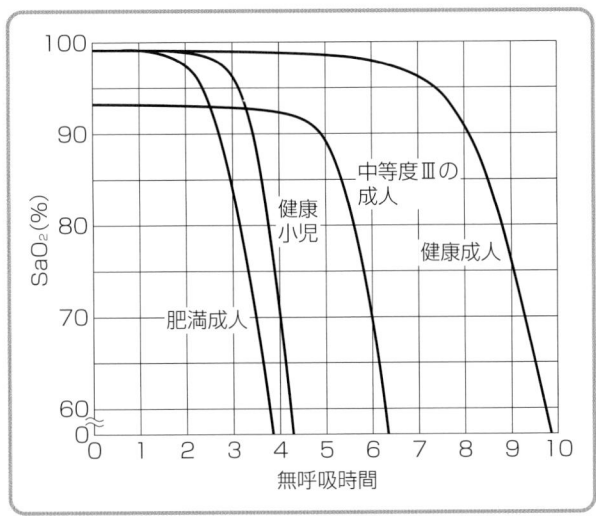

図4　各被験者の無呼吸時間と酸素低下時間（文献5より改変）

引用・参考文献

1) 日本医療機能評価機構. 医療事故情報収集等事業 事例検索. https://www.med-safe.jp/mpsearch/SearchReport.
2) 志賀隆ほか監修. 必勝!気道管理術 ABC ははずさない. 東京, 学研メディカル秀潤社, 2015, 304p.
3) 青山和義. ビジュアル基本手技1 必ずうまくいく!気管挿管 カラー写真とイラストでわかる手技とコツ 改訂版. 東京, 羊土社, 2009, 205p.
4) 日本蘇生協議会監修. JRC 蘇生ガイドライン 2020. 東京, 医学書院, 2021, 532p.
5) Benumof, JL. et al. Critical hemoglobin desaturation will occur before return to an unparalyzed state following 1 mg/kg intravenous succinylcholine. Anesthesiology. 87 (4), 1997, 979-82.

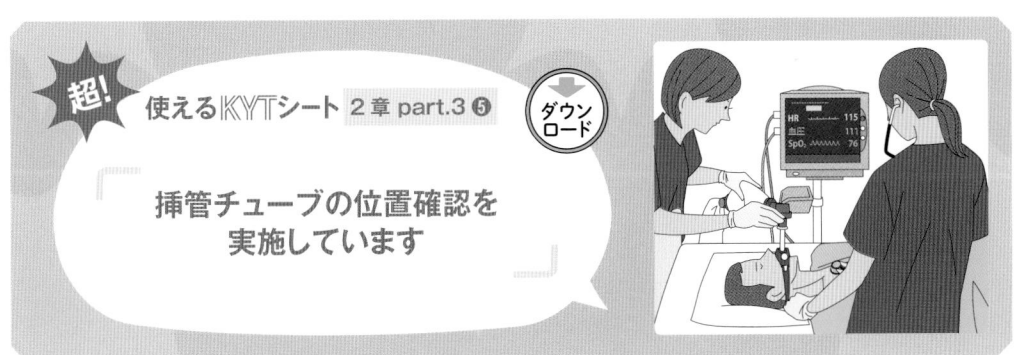

 【Part.3】人工呼吸

患者の周辺環境にまつわるトラブル、患者搬送時のトラブル

東大和病院 臨床工学科 **石髙拓也**

1. 緊急対応後の物品類の置き忘れ

救急外来に搬送される患者の病態はさまざまであり、中には容態が急変し緊急的な対応が必要となる症例があります。その際、蘇生のために多くの医療材料や器具、ME機器が使用されます。このような緊急対応の後に、蘇生処置に使用した物品などが決められた場所ではなく、その辺に無造作に置かれていると、多数のスタッフが関わるシチュエーションでは思わぬ場所やタイミングでトラブルにつながります。

例えば、ベッドサイドモニターのコード類や点滴ラインは絡まっていることが多く、何かの拍子に引っ張られてモニターから外れたり、点滴ラインの事故抜去となります。ME機器の電源ケーブルやコード類が足元に散乱していると、つまずく要因になります。コードを踏んでバランスを崩すこともあるため、インシデント発生防止のためにも患者周辺の環境整備は必要です。

また、気管挿管を行った際、人工呼吸器の天板に物品が置きっぱなしにされ、何かの拍子にものが落下して患者に危害が及ぶことが考えられます。それが液体であれば、こぼれた際に人工呼吸器の隙間から機器内部に侵入し、制御回路異常の原因となります。

トラブル 回避 のポイント

- ☑ 各点滴ラインやモニターコード類の絡まりは取り除いておきます。
- ☑ コードやライン類が容易に目視・確認できるように患者周辺の環境を整えます。
- ☑ 移動時に不要なものがあれば、一時的に取り外しましょう。
- ☑ 使用後の物品はすぐに片付けるよう、ルールを決めておきましょう。
- ☑ 物品を置くスペース、置いてはいけないスペースのルールを決めておきましょう。

2. 患者搬送時にまつわるトラブル

　患者を搬送するシチュエーションではトラブル事例が多く報告されています。起こり得る事象について知識を深めておきましょう。

　患者搬送時に起こりやすいトラブルとしては、酸素ボンベに関する報告が多いです。人工呼吸器使用時は吸入酸素濃度調整のために酸素が必須であり、通常は配管端末器（アウトレット）から酸素が供給されていますが、搬送時は酸素ボンベへの切り替えが必要となります。ボンベに充填されている酸素には限りがあり、使用可能時間は制限されます。そのため接続切り替え前に、必ずボンベの圧力ゲージから酸素残量を確認し、酸素使用可能時間をもとに予備ボンベの準備を検討します。

　人工呼吸器の使用条件によっては酸素の使用量が多く、満充填の酸素ボンベでも安心はできません。ここでいう使用条件とは、吸入酸素濃度が高い設定、換気量の多い呼吸状態、あるいはその両方の場合には移動中の酸素使用量がより増加します。

　また、インテンショナルリークのあるNPPVでは常に数十リットルのリークがあります。前述の使用条件がさらに重なると満充填の酸素ボンベでも数分間で空になってしまうため、予備ボンベの準備は重要です。さらには搬送方法や搬送ルートなどを十分に検討し、スムーズに搬送できるようシミュレーションを行うことも大切です。

　人工呼吸器使用中であれば、移動時にバッテリー運転への切り替えが必要となります。バッテリー駆動時間は機種や装備の有無によって異なり、10分程度〜数時間と差があるため、搬送の際には使用機種のバッテリー駆動時間を認識しておきましょう。

トラブル回避のポイント

- ☑ 酸素ボンベ使用時は事前に酸素残量を確認し、搬送時間、搬送ルートなどに応じて予備ボンベの準備を行います。
- ☑ 人工呼吸器使用中の搬送は、基本的に新品のボンベを使用するなどのルールを決めておきましょう。
- ☑ 移動中でなければ酸素ボンベからアウトレットへ切り替えます。
- ☑ 酸素の残量、開栓の有無をダブルチェックで確認します。
- ☑ 酸素ボンベを使用する際のチェックリストを作成して、指差し呼称で点検しましょう。
- ☑ 酸素の残量早見表をボンベに取り付け、使用可能時間をすぐに確認できるようにしましょう。

_{よく出会う} トラブルシーン

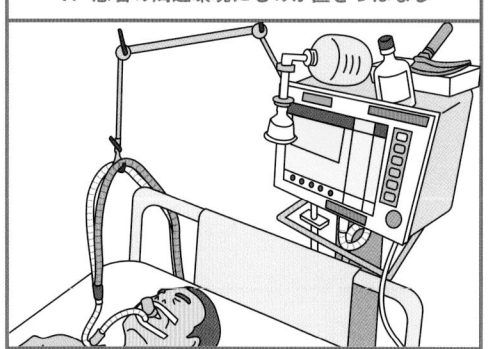

1. 患者の周辺環境にものが置きっぱなし

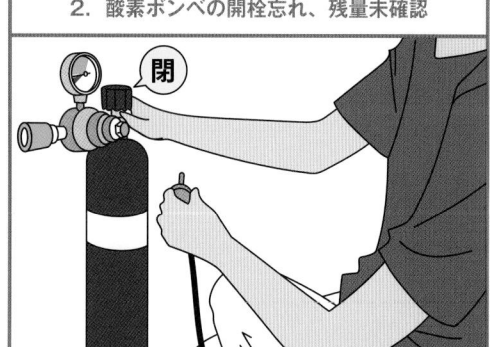

2. 酸素ボンベの開栓忘れ、残量未確認

閉

ここに注目！

シーン1
・人工呼吸器の上に吸引用の水が置きっぱなしになっています。
・重いものが落下すると患者に被害が及びます。

シーン2
・酸素ボンベに切り替える前に、元栓の開閉の有無、残量の確認が必要です。
・連携不足によって誰かが開栓、確認したと思い込んでいます。
・搬送に必要な酸素使用量を把握していません。

それでもトラブルが起こってしまったら… 対処の鉄則

落下物によって患者に被害が生じた場合
・バイタルサイン、被害の程度を評価します。
・落下物による被害の大きさにかかわらず、主治医に報告して指示を仰ぎます。
・人工呼吸器に液体がこぼれた場合は機器に異常が発生することも考えられるため、臨床工学技士に相談します。

酸素ボンベの酸素残量が足りない場合
・酸素ボンベが空になってからの対応では遅いです。酸素の減少速度をもとに早めの対応を考えます。
・万が一、搬送中に酸素ボンベが空になった際は即座に応援を呼び、酸素供給源のある場所まで移動する、または新しいボンベを確保し酸素供給を再開します。
・バイタルサイン確認のため、モニタリング装置を用意します。
・搬送前に酸素ボンベの置いてあるポイント、アウトレット使用可能ポイントを認識しておきます。

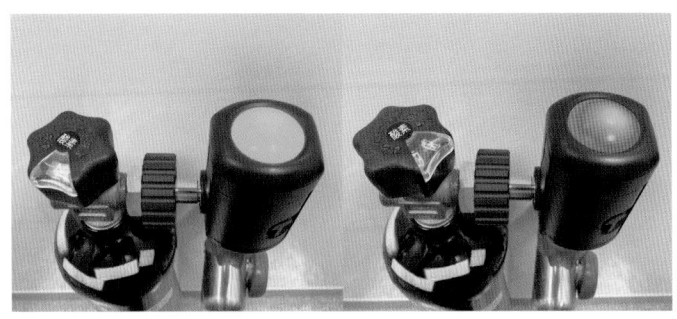

図　酸素ボンベ残量警報装置
酸素ボンベアラーム（山形酸素株式会社）

3. もしも重量のある落下物が患者に当たったら

　重量のある落下物が患者に当たってしまった場合、落下時の衝撃は大きく、被害の大きさによっては追加の精密検査や処置が必要となります。また、液体がこぼれた際には人工呼吸器内部に液体が侵入して、電子回路へ悪影響を及ぼし、人工呼吸器が正常に動作しなくなる場合もあります。周辺環境に注意を払うと同時に、物品の置き場所についてルールを設け、トラブル防止に努めましょう。

4. 酸素ボンベのトラブル

　酸素ボンベのトラブルは開栓忘れや酸素残量に関する報告が多いです。チェックリストや院内ルールを作成し、トラブル防止に努め

ます。酸素ボンベ切り替え時は必ずボンベの圧力ゲージから酸素使用量を計算し、酸素使用可能時間を把握します。特に重症患者の搬送時は、酸素使用量の2倍量以上を携行する必要があるとされています[1]。

　また、酸素ボンベには残量警報機能は備わっていないため、酸素ボンベ使用中はボンベの残圧を気にかけ、残量が不足すると予想される場合はボンベ交換などが必要になります。酸素ボンベが空になってしまうと、人工呼吸器の吸入酸素濃度の調整ができなくなるため、原則として空になる前に対応します。

　酸素の残量減少を警報音で知らせてくれる残量警報装置が販売されています。酸素の残量不足を早期に把握でき、安全性の向上、ボンベ管理の負担軽減につながり、事故を回避できます[2]**（図）**。

引用・参考文献
1）　日本集中治療医学会. 集中治療を要する重症患者の搬送に係る指針. 2022. https://www.jsicm.org/news/upload/220310JSICM_scyjkhks.pdf
2）　吉岡淳. 酸素ボンベアラームの開発と活用. Clinical Engineering. 30（10）, 2019, 970-4.

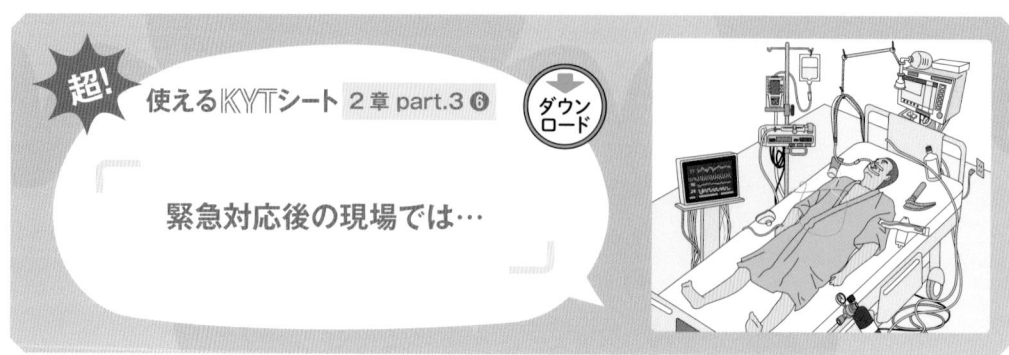

超！使える KYT シート 2章 part.3 ❻　ダウンロード

緊急対応後の現場では…

移動にまつわるトラブル
（予期せぬ事故抜管、チューブ類の接続外れ）

東大和病院 臨床工学科　**石髙拓也**

1. ストレッチャー移動時の計画外抜管

計画外抜管とは、抜管に向けて計画的にSAT・SBTなどを進めるプロセスに対して、さまざまな原因で予期せぬタイミングに抜管となる事象を指します。計画外抜管は患者の体動や自分で抜管してしまう自己抜管と、医療従事者の介入で起こってしまう事故抜管があります[1]。

事故抜管は気管チューブ、またはそれに接続されている人工呼吸器や呼吸回路が不注意により引っ張られることで、過度な引張力が気管チューブに加わり気管から抜けてしまうアクシデントです。事故抜管が発生すると患者は人工呼吸器からの補助がなくなるため、特に人工呼吸器に完全に依存している症例では緊急的な対応を要する危険な状態となります。

スタッフ間の意思疎通不足による抜管

前述したようなアクシデントは、患者の体位を変えるときや、ベッドからストレッチャー、検査台などへ患者の体を大きく移動するタイミングに発生しやすいです。

移動はマンパワーを多く確保することで容易に行えます。ただし、スタッフ間の意識の統一やそれぞれの役割を明確にしなければ、認識のずれが生じてアクシデントにつながります。「あなたは気管チューブをお願いします」「私はここを確認します」など、スタッフ同士で声を出し合い、互いに注意を呼び掛けながら安全に行いましょう。

気管チューブの固定不足による抜管

気管チューブの固定方法の工夫で、計画外抜管の頻度が減少したという報告があります[1]。気管チューブの固定が唾液などによる汚染で緩くなっていると、引っ張られた際に容易に抜けてしまうため、移動前には必ず固定具合を確認しましょう。

気管チューブの固定方法としては、市販の固定用具を使用するか、テープで固定する方法があります。テープ固定の際はテープを下顎ではなく、動きの少ない上顎に力のベクトルが集中するように貼りましょう[2]。

トラブル回避のポイント

- ☑ スタッフ一人ひとりの役割を明確にし、確認不足がないか互いに声を掛け合いましょう。
- ☑ 引っかかるリスクのあるものは事前に取り除いておきます。
- ☑ 患者を一気に移動させずに、数回に分けて移動させます。
- ☑ 人工呼吸器の位置と回路の長さに注意し、移動した際に引っ張られないか予測します。
- ☑ 回路長に余裕がなければ、事前に移動する方向に人工呼吸器を配置しておきましょう。
- ☑ 移動前に気管チューブ固定の確認を行います。
- ☑ 体位変換前と後の呼吸状態（一回換気量、胸部挙上、呼吸音など）に変化がないか確認します[3]。

よく出会う　トラブルシーン

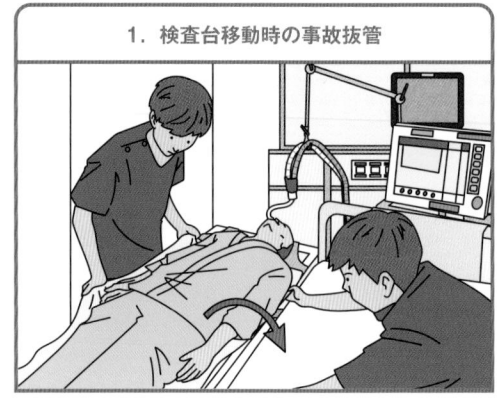

1. 検査台移動時の事故抜管

ここに注目！

シーン1

- ・患者の移動距離を確認し、回路の長さに余裕があるかシミュレーションします。
- ・移動時はマンパワーを多く確保し、意識の統一を図りましょう。
- ・患者を一気に移動させず、数回に分けて移動させます。
- ・移動前にスタッフそれぞれの役割を決めておきます（気管チューブ保持役など）。
- ・注意点や確認ポイントについて声を出しながら確認しましょう。

それでもトラブルが起こってしまったら… **対処の鉄則** ✧✦

何らかの理由で患者の移動中に抜管してしまった
- 事故抜管時は院内ルールに従い、応援を呼びましょう（911コール、コードブルー、スタットコールなど）。
- 人工呼吸器に依存している患者の場合、即座にバッグバルブマスクで呼吸補助を行いましょう。
- 一度引っ張られた後に抜けかかっている気管チューブは、無理に押し込まず、速やかに医師に連絡しましょう。
- 再挿管のための準備を行います（救急カートなど）。
- 患者のバイタルサインを測定できるようにモニタリング装置を装着します。
- 人工呼吸回路と気管チューブの接続外れの場合、回路と気管チューブをすぐに接続し、患者の呼吸状態を含めたバイタルサインに変化がないかアセスメントを行います。また、気管チューブの固定位置を再確認します。

2. 自己判断で処置しないこと

　事故抜管が発生したらすぐに応援を呼び、バイタルサインのモニタリング、患者の呼吸状態の評価、再挿管できる体制を整えましょう。自発呼吸の有無によって換気補助を行う必要があるので、バッグバルブマスクなどの換気補助器具を用います。

　一度抜けかかった気管チューブは、すでに気管から抜けている可能性が高いです。そのまま押し込まず、すぐに医師を呼び、並行して気管挿管を行う準備を進めましょう。抜けかかっている気管チューブを押し込んでしまうと、食道挿管となり換気が行えなくなるため十分に注意しましょう（**図1**）[4]。

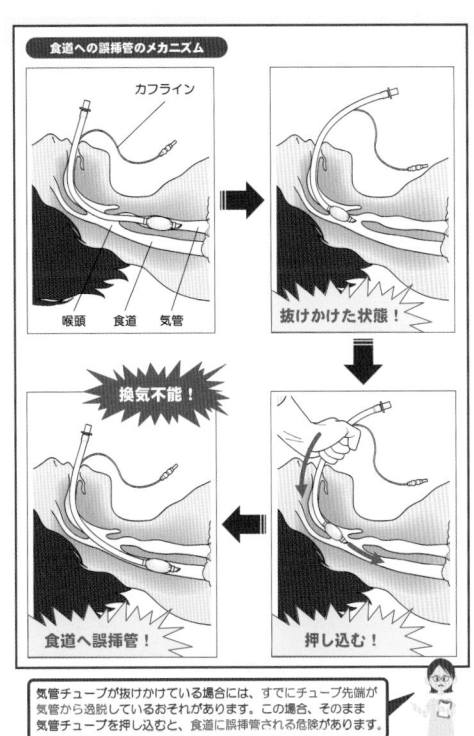

図1　気管チューブの取り扱い時の注意（文献4より転載）

アウトレット接続部と酸素吸入口の両方を備えている酸素ボンベもあります。酸素流量計の付け替えは不要であり、即座に酸素使用方法を切り替えられるのが特徴です。元栓がないため開栓忘れの心配もなく、事故抜管のような緊急対応が必要なケースでは、スムーズに酸素吸入に切り替えることができます（図2）。

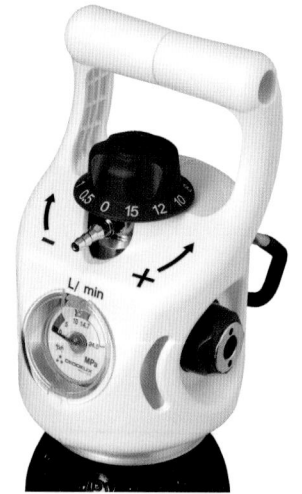

図2　アダプタプラグ用：酸素アウトレット一体型酸素ボンベ
酸素で～る SV（画像提供：日本エア・リキード合同会社）

引用・参考文献

1）藤本潤一. 人工呼吸管理中の合併症. Clinical Engineering. 31（9）, 2020, 752-9.
2）佐藤明子. "気管・気道チューブ管理". 人工呼吸管理実践ガイド. 道又元裕ほか編. 東京, 照林社, 2009, 186-90.
3）木村政義. "人工呼吸器に関連するインシデント・アクシデント事例の紹介と解説". 臨床工学技士のための呼吸治療ガイドブック. 相嶋一登編. 東京, メジカルビュー社, 2014, 221-9.
4）独立行政法人医薬品医療機器総合機構（PMDA）. 気管チューブの取り扱い時の注意について：PMDA 医療安全情報 No.30（2012年4月）. https://www.pmda.go.jp/files/000146088.pdf ［2022.10.9］

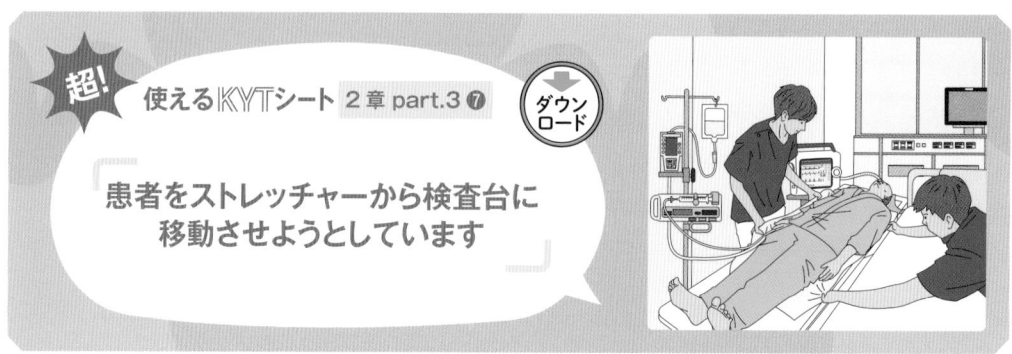

超！使える KYT シート 2章 part.3 ❼　ダウンロード

患者をストレッチャーから検査台に移動させようとしています

　滞りなく仕事をし、何事もなく終わることの大切さ、毎日着実に積み重ねればそれは患者の病を癒やし、自分も満足できるということにいつか気づくでしょう。

　呼吸ケアは、時代とともにできることが増えた代わりに複雑で高度になりました。患者のチャンスを増やすのはとても喜ばしいことですが、一方で私たちのミスが直接的・間接的に患者の命を短くしてしまうこともあり得ます。実際にそのような場面に出会うと体がすくんで思考が停滞し、みんながとてもつらい気持ちを抱えることになります。それを回避するためには、日ごろから業務の流れや背景に潜むリスクを意識し、滞りなくスムーズに医療が進むよう気配りや先回りができるようになることです。そしてそれは息をするように自然にできるようになる必要があります。ロールモデルは何でもそつなくこなす、いわゆるベテランの先輩たちですね。

　どんなに素晴らしいスポーツ選手でも、人を感動させるほどのパフォーマンスの裏側には想像できないトレーニングがあるはずです。医療のプロである私たちもさまざまな方法で訓練し、自分でも勉強するなど努力していますが、その過程はスポーツなどよりやや複雑だと私は思っています。そのためさまざまなトレーニング手法が取り入れられ試行錯誤が行われるわけですが、KYT もそのひとつです。KYT の良いところはグループでも個人でもトレーニングが可能であり、同じ教材を用いて互いに議論をすれば見方や考え方を共有しスキルアップできることです。

　本誌はそれを狙っています。文字だけでなくイラストや図表をふんだんに盛り込んで取っつきやすい内容に仕上がっており、呼吸ケアに携わるあらゆる職種の医療者の勉学の友として、また教育担当のリーダーたちの教材として本誌を活用していただければ、企画に関わった者としてはまさに「してやったり」です（笑）。

　令和4年10月

獨協医科大学埼玉医療センター 集中治療科　学内教授

長谷川隆一

索引

●読者の皆様へ

この度は本増刊をご購読いただき、誠にありがとうございました。Respica 編集室では、今後も皆様のお役に立つ増刊の刊行を目指してまいります。つきましては、本書に関する感想・ご提案等がございましたら当編集室までお寄せくださいますようお願い申し上げます。

みんなの呼吸器 Respica 2022 年冬季増刊（通巻 247 号）

人工呼吸ケア トラブル回避力アップガイド

超！使える危険予知トレーニングシート（KYT）30 枚つき

2022 年 12 月 5 日発行
定価（本体 3,200 円＋税）
ISBN978-4-8404-7747-5

■監　　修　春田良雄／長谷川隆一
■発 行 人　長谷川 翔
■編集担当　小牧明子／鈴木陽子
■編集協力　有限会社メディファーム／加藤万里絵
■装　　幀　Kaji Design Works
■イラスト　ホンマヨウヘイ
■発 行 所　株式会社メディカ出版
　〒 532-8588 大阪市淀川区宮原 3-4-30 ニッセイ新大阪ビル 16F
　【編　集】　TEL 06-6398-5048
　【お客様センター】TEL 0120-276-115
　【広告窓口／総広告代理店】株式会社メディカ・アド TEL 03-5776-1853
　【E-mail】　respcare@medica.co.jp
　【URL】　https://www.medica.co.jp
■組　　版　株式会社明昌堂
■印刷製本　株式会社シナノ パブリッシング プレス